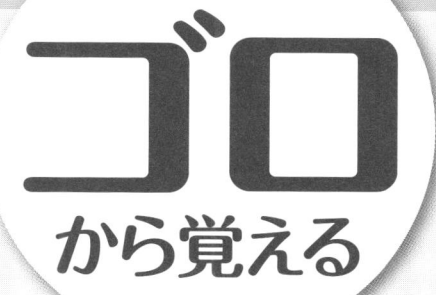

筋肉&神経

高橋仁美
市立秋田総合病院リハビリテーション科

中山書店

序文

　本書は，いわば"くだけた"機能解剖学の本である．理学療法士（PT）や作業療法士（OT）の学生はもちろん，運動器系を専門としている新人の臨床家は，優れた成書によって機能解剖学をしっかりと学んだであろう．しかし，機能解剖学の勉強となると，非常に多くの暗記が必要なこともあり，拒絶反応を起こす人もいるようだ．本書はそのような暗記を苦手としている人のために，筋の作用をできるだけ面白く覚えられるようにまとめた少し不真面目な書である．神経の髄節レベルを語呂で暗記できるようにし，さらに独自のイラストを用いて視覚的にも記憶に残るよう工夫している．

　われわれ運動器疾患を専門とする臨床家は，評価・治療を行うにあたって，四肢・体幹の機能解剖学の知識が必要不可欠となる．患者の現在の病態像の評価，病態像の今後の変化の予測，さらにはそれらを踏まえた適切な治療を行うには，機能解剖をしっかりと理解していることが重要となる．本書は"くだけた"機能解剖学の本であると紹介はしたが，徒手筋力テスト（manual muscle test：MMT）に準じて，筋の作用・起始・停止，支配神経，髄節レベルなどの解剖学に関する情報はしっかりと提示している．さらに「MEMO」として臨床で有用となる知識も盛り込んでいるので，機能解剖学を自力でマスターするための入門書として十分に耐えうると考えている．

　もちろん本書に対する不満も出てくるものと思われるが，より身近で分かりやすい書に成長させるためにも，読者の皆さんのアドバイスやご批判をお願いしたい．本書がPT，OTの学生や新人の臨床家にとって，楽しく学べる機能解剖学の参考書として有効に用いられるのであれば著者の望外の喜びである．最後に，本書の制作に携わっていただいた編集部の島田陽子さんに心から感謝申し上げる．

平成25年2月10日
市立秋田総合病院　　高橋　仁美

ゴロから覚える筋肉＆神経

CONTENTS

上肢

肩甲帯
- 肩甲骨の外転と上方回旋 ……………………………… 2
- 肩甲骨の挙上 ……………………………………………… 3
- 肩甲骨の内転 ……………………………………………… 4
- 肩甲骨の下制, 内転 ……………………………………… 5
- 肩甲骨の内転と下方回旋 ……………………………… 6

肩
- 肩関節の屈曲（前方挙上）……………………………… 7
- 肩関節の伸展（後方挙上）……………………………… 8
- 肩関節の外転（側方挙上）……………………………… 9
- 肩関節の水平外転（水平伸展）……………………… 10
- 肩関節の水平内転（水平屈曲）……………………… 11
- 肩関節の外旋 …………………………………………… 12
- 肩関節の内旋 …………………………………………… 13

肘
- 肘関節の屈曲 …………………………………………… 14
- 肘関節の伸展 …………………………………………… 16

前腕
- 前腕の回外 ……………………………………………… 17
- 前腕の回内 ……………………………………………… 18

手
- 手関節の屈曲（掌屈）………………………………… 19
- 手関節の伸展（背屈）………………………………… 20

手指

中手指節（MP）関節の屈曲 ……………………………… 21

近位指節間（PIP）関節, 遠位指節間（DIP）関節の屈曲 … 22

中手指節（MP）関節の伸展 ……………………………… 23

指の外転 …………………………………………………… 24

指の内転 …………………………………………………… 25

母指の中手指節（MP）関節, 指節間（IP）関節の屈曲 … 26

母指の中手指節（MP）関節, 指節間（IP）関節の伸展 … 27

母指の外転 ………………………………………………… 28

母指の内転 ………………………………………………… 29

母指と小指の対立運動 …………………………………… 30

下肢

股

股関節の屈曲 ……………………………………………… 32

股関節の屈曲・外転・外旋（膝を屈曲しながら）………… 33

股関節の伸展 ……………………………………………… 34

股関節の外転 ……………………………………………… 35

股関節の内転 ……………………………………………… 36

股関節の外旋 ……………………………………………… 38

股関節の内旋 ……………………………………………… 40

股関節屈曲位からの外転 ………………………………… 41

膝

膝関節の屈曲 ……………………………………………… 42

膝関節の伸展 ……………………………………………… 44

足

足関節の底屈 ……………………………………………… 46

足関節の背屈と内がえし ………………………………… 48

足の外がえし ……………………………… 49
　　足の内がえし ……………………………… 50
足趾
　　中足趾節（MP）関節の屈曲 …………………… 51
　　遠位趾節間（DIP）関節と近位趾節間（PIP）関節の屈曲 … 52
　　中足趾節（MP）関節と母趾趾節間（IP）関節の伸展 …… 54
　　足趾の外転 ………………………………… 56
　　足趾の内転 ………………………………… 57

体幹，その他

頸部
　　頸の前方屈曲 ……………………………… 60
胸腰部
　　体幹の回旋 ………………………………… 62
　　体幹の後方伸展 …………………………… 64
　　体幹の前方屈曲 …………………………… 66
骨盤
　　骨盤の引き上げ …………………………… 67
その他
　　腹式呼吸 …………………………………… 68

付録

上肢筋の支配神経のまとめ ……………………… 70
下肢筋の支配神経のまとめ ……………………… 72
復習問題 ……………………………………… 74

索引 …………………………………………… 84

上肢

- 肩甲带
- 肩
- 肘
- 前腕
- 手
- 手指

肩甲骨の外転と上方回旋

主な筋肉 前鋸筋 serratus anterior ▶起始：第1～8(9)肋骨の外側面中央部 ▶停止：肩甲骨の内側縁
支配神経 長胸神経
髄節レベル C5～C7

> **覚え方**
> 前鋸筋, コロナ (5, 6, 7) に長い (長胸神経) パンチ

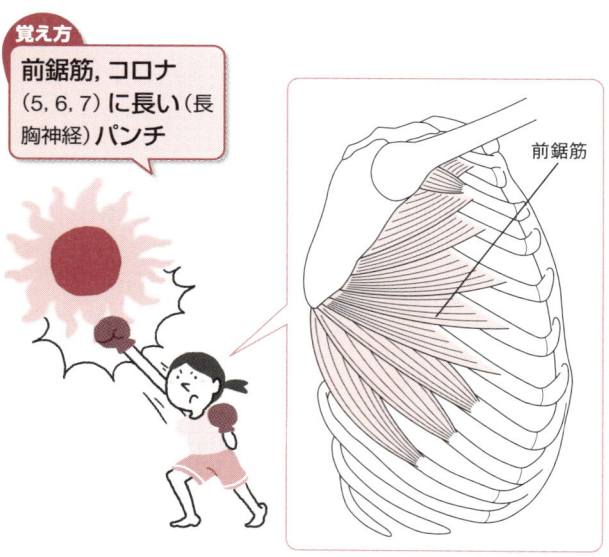

前鋸筋

MEMO

- 鋸状に肋骨に付着する．ボクサー筋ともよばれ，ボクシングのパンチのように肩甲骨を前に押し出す動作や，大胸筋 (p.11 参照) と一緒に活動してボールを投げる動作の際にはたらく
- 肩甲骨が固定されると肋骨が挙上するので，吸気筋としてもはたらく
- 前鋸筋が麻痺すると，翼状肩甲骨 (肩甲骨の内側縁が浮き上がる) となる

肩甲骨の挙上

主な筋肉 ①僧帽筋（上部線維）trapezius (upper fibers) ▶起始：後頭骨上項線，項靱帯 ▶停止：鎖骨の外側1/3　②**肩甲挙筋** levator scapulae ▶起始：C1～C4の横突起 ▶停止：肩甲骨の上角，内側縁上部1/3

支配神経 ①副神経，頸神経叢　②肩甲背神経

髄節レベル ①C2～C4　②C5

> **覚え方**
> 肩甲挙筋，
> 背（肩甲背神経）
> 後（5）で肩すくめ

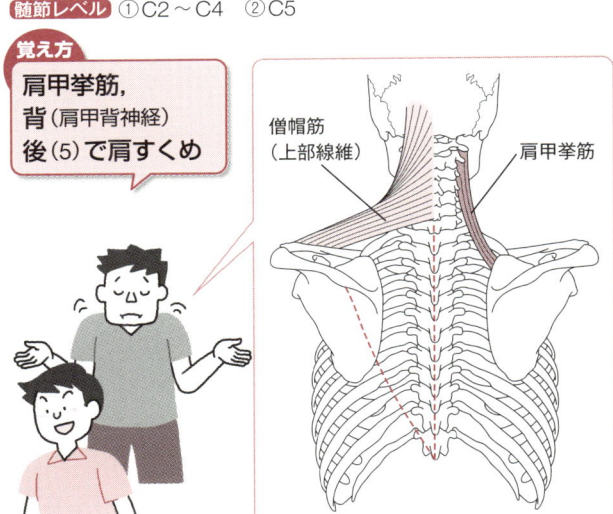

僧帽筋（上部線維）　肩甲挙筋

MEMO

- 僧帽筋（上部線維）は肩甲骨の内転，挙上，上方回旋（右であれば，後ろからみると反時計回り）に作用する
- 肩甲骨が固定されて，僧帽筋の両側が収縮すると頭頸部が伸展し，一側がはたらくと頭頸部を側屈させる
- 肩甲挙筋は肩甲骨を上方に引くと同時に，内方へ引くはたらきをする
- 僧帽筋と肩甲挙筋はいわゆる「肩こり」を起こす筋である

肩甲骨の内転

主な筋肉 僧帽筋（中部線維）trapezius (middle fibers) ▶起始：T1～T6の棘突起, 棘上靱帯 ▶停止：肩甲骨の肩峰と肩甲棘
支配神経 副神経, 頸神経叢
髄節レベル C2～C4

覚え方
兄さん夜（2, 3, 4），
僧帽（僧帽筋）
かぶる

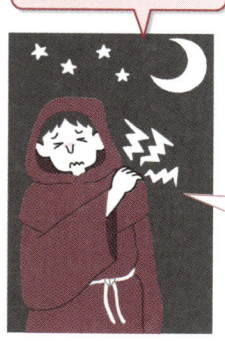

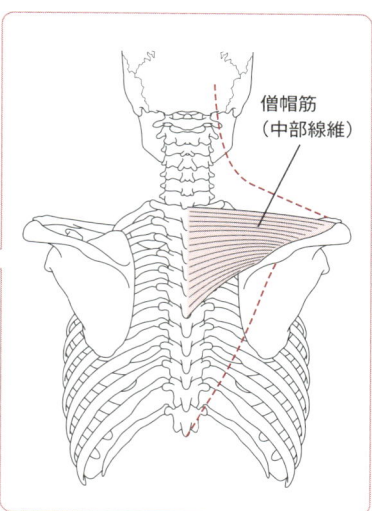

僧帽筋
（中部線維）

MEMO
▶僧帽筋（中部線維）は肩甲骨を内転させる．肩甲骨を安定させ，三角筋の中部線維（p.9参照）や後部線維（p.10参照）の収縮を高め，三角筋のはたらきを助ける

肩甲骨の下制, 内転

主な筋肉 僧帽筋（下部線維）trapezius (lower fibers) ▶ **起始**：T7〜T12の棘突起, 棘上靱帯 ▶ **停止**：肩甲棘
支配神経 副神経, 頸神経叢
髄節レベル C2〜C4

覚え方
p.4（肩甲骨の内転）と同じ

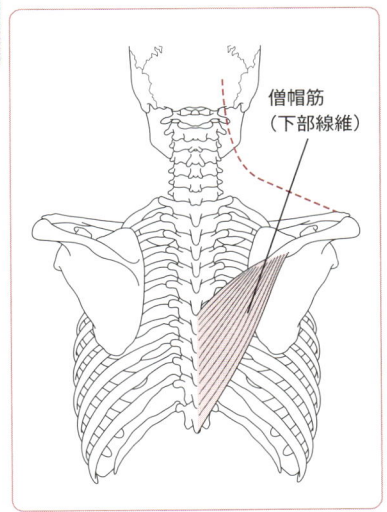

僧帽筋（下部線維）

MEMO
- 僧帽筋は頭部をコントロールし, 腕を支えて書字動作でもはたらくなど, 日常生活でも酷使されるため, 疲労がたまりやすい. 僧帽筋の緊張は肩こりの主要な原因になる
- 重いものを持ったときには, 肩甲骨が下がるのを防止し, 肋骨に安定させるため, 僧帽筋全体が緊張する

肩甲骨の内転と下方回旋

主な筋肉 ①**大菱形筋 rhomboid major** ▶起始：T1〜T4（もしくはT2〜T5）棘突起 ▶停止：肩甲骨の内側縁下部　②**小菱形筋 rhomboid minor** ▶起始：C6，C7の棘突起 ▶停止：肩甲骨の内側縁上方
支配神経 ①②肩甲背神経
髄節レベル ①②C5

覚え方
菱形筋，
背（肩甲背神経）
後（5）のひし形

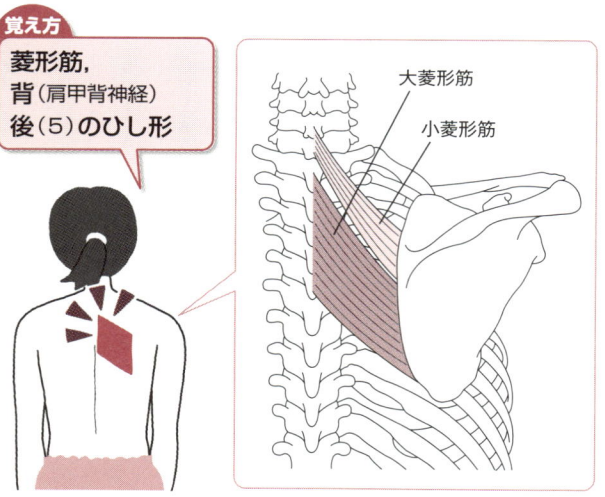

MEMO
▶大菱形筋と小菱形筋は僧帽筋（p.3〜5参照）の下に，同じ筋肉のようにして張り付いている薄い菱型の筋肉である．肩甲骨を内転，下方回旋（右であれば後ろからみると時計回り方向への動き）させる

肩関節の屈曲（前方挙上）

主な筋肉 ①三角筋（前部線維）deltoid（anterior fibers）▶起始：鎖骨の外側1/3 ▶停止：上腕骨の三角筋粗面 ②**烏口腕筋** coracobrachialis ▶起始：肩甲骨の烏口突起 ▶停止：上腕骨の内側縁
支配神経 ①腋窩神経 ②筋皮神経
髄節レベル ①②C5，C6

覚え方
肩は，ほとんど語呂（5, 6）で動く

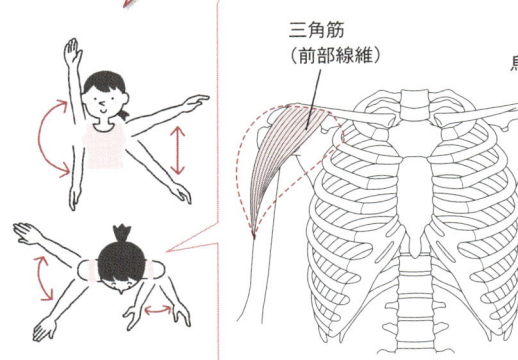

三角筋（前部線維）
烏口腕筋

MEMO
- 三角筋（前部線維）は肩関節の屈曲と内旋のはたらきがある
- 烏口腕筋は肩関節の屈曲と内転の作用があるが，比較的小さな筋肉であり補助的なはたらきである
- 肩屈曲の筋力低下はセルフケアなど多くの日常生活で障害をもたらす

肩関節の伸展（後方挙上）

主な筋肉 ①**広背筋** latissimus dorsi ▶起始：T6（7）～L5の棘突起，仙骨，腸骨，第9～12肋骨 ▶停止：上腕骨の小結節稜　②**大円筋** teres major ▶起始：肩甲骨下角の外縁側 ▶停止：上腕骨の小結節稜　③**三角筋（後部線維）** p.10参照
支配神経 ①胸背神経　②肩甲下神経
髄節レベル ①C6～C8　②C5，C6

覚え方
後輩（広背筋）が伸展，ろくなやつ（6, 7, 8）じゃない

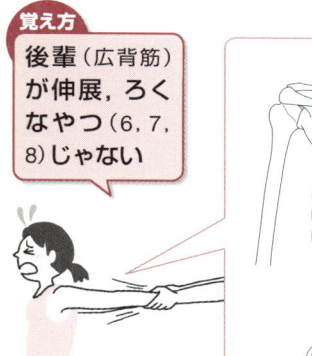
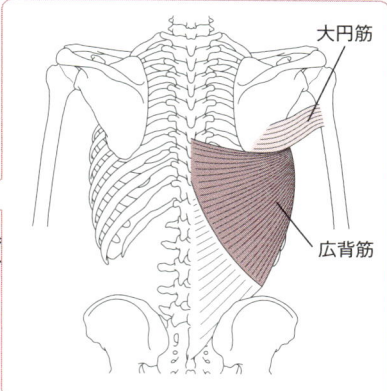

大円筋
広背筋

MEMO

▶ 広背筋は肩関節の伸展，内転，内旋にはたらく．五十肩で屈曲ができなくなる大きな要因の一つに広背筋の緊張がある
▶ 大円筋は肩関節の伸展，内転，内旋の作用がある．大円筋は小円筋（p.12参照）の下に存在しているが，そのはたらきは大円筋が内旋，小円筋は外旋と正反対である
▶ 大円筋は回旋筋腱板（ローテーターカフ：rotator cuff．p.13参照）には含まれないので注意する

肩関節の外転（側方挙上）

主な筋肉 ①三角筋（中部線維） deltoid (middle fibers) ▶起始：肩甲骨の肩峰 ▶停止：上腕骨の三角筋粗面 ②棘上筋 supraspinatus ▶起始：肩甲骨の棘上窩 ▶停止：上腕骨の大結節，肩関節包
支配神経 ①腋窩神経 ②肩甲上神経
髄節レベル ①C5, C6 ②C5

覚え方
健康（肩甲上神経）でキョク上（棘上筋）な子（5）

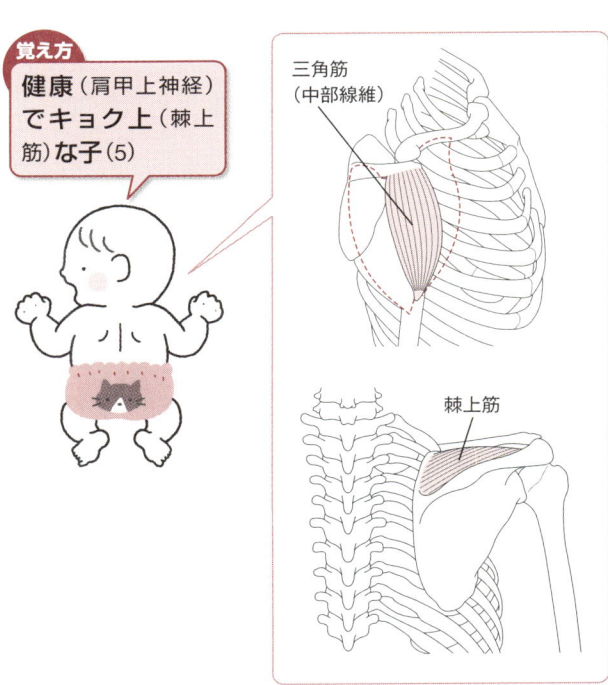

MEMO

▶棘上筋は棘下筋，肩甲下筋，小円筋とともに回旋筋腱板（ローテーターカフ：rotator cuff）とよばれており（p.13参照），上腕骨を関節窩に引き寄せて，肩関節を安定させる．棘上筋は回旋筋腱板のなかで最も損傷が多い

肩関節の水平外転（水平伸展）

- **主な筋肉** 三角筋（後部線維）deltoid (posterior fibers) ▶起始：肩甲棘下縁 ▶停止：上腕骨の三角筋粗面
- **支配神経** 腋窩神経
- **髄節レベル** C5，C6

> **覚え方**
> p.7（肩関節の屈曲〈前方挙上〉）と同じ

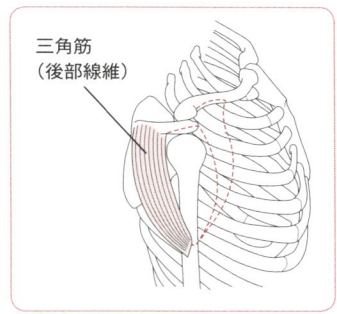

三角筋（後部線維）

MEMO

▶三角筋は3つ，前部：鎖骨の外側1/3，中部：肩甲骨の肩峰，後部：肩甲棘下縁に分かれている（下図参照）．機能は，前部：肩関節の屈曲・内旋，中部：肩関節の外転，後部：肩関節の伸展・水平外転（伸展）・外旋である

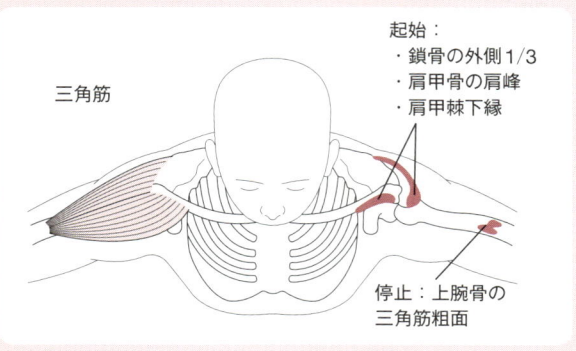

三角筋

起始：
・鎖骨の外側1/3
・肩甲骨の肩峰
・肩甲棘下縁

停止：上腕骨の三角筋粗面

肩関節の水平内転（水平屈曲）

主な筋肉 大胸筋 pectoralis major ▶**起始**：鎖骨部は鎖骨の内側1/2，胸肋部は胸骨および第1～6肋軟骨（もしくは第2～7肋軟骨），腹部は外腹斜筋の腱膜 ▶**停止**：上腕骨の大結節稜
支配神経 胸筋神経
髄節レベル C5～C8，Th1

覚え方
大胸筋強化，ゴム（5,6）がナンバーワン（7,8,1）

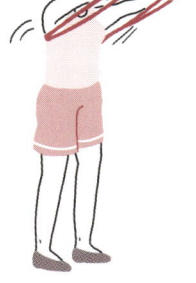
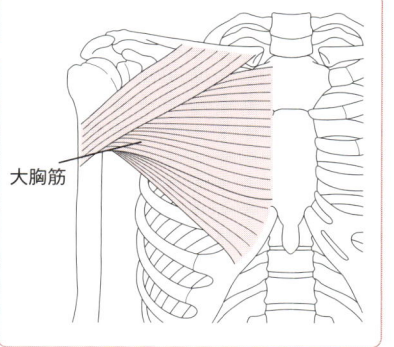

大胸筋

MEMO
▶肩関節の内転，内旋，屈曲，水平内転（水平屈曲）にはたらく．呼吸にも関与し，肋骨を持ち上げ，吸気の補助をする

肩関節の外旋

主な筋肉 ①棘下筋 infraspinatus ▶起始：肩甲骨の棘下窩 ▶停止：上腕骨の大結節　②小円筋 teres minor ▶起始：肩甲骨の外側縁・下角 ▶停止：上腕骨の大結節と肩関節包

支配神経 ①肩甲上神経　②腋窩神経

髄節レベル ①C5, C6　②C5

覚え方
消炎（小円筋）して，
脇（腋窩神経）が（5）
を外（外旋）へ

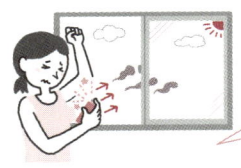
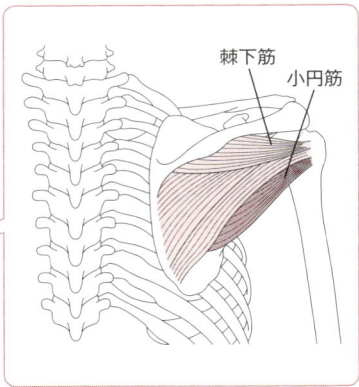

棘下筋
小円筋

MEMO

- 棘下筋，小円筋は回旋筋腱板（ローテーターカフ：rotator cuff. p.13参照）を構成する筋である
- 棘下筋は肩関節の外旋，伸展のはたらきをする
- 小円筋は肩関節の外旋，伸展，内転のはたらきをする

肩関節の内旋

主な筋肉 ①**肩甲下筋** subscapularis ▶起始：肩甲下窩 ▶停止：上腕骨の小結節 ②**大胸筋** p.11 参照 ③**広背筋** p.8 参照 ④**大円筋** p.8 参照
支配神経 ①肩甲下神経
髄節レベル ①C5, C6

覚え方
p.7（肩関節の屈曲〈前方挙上〉と同じ）

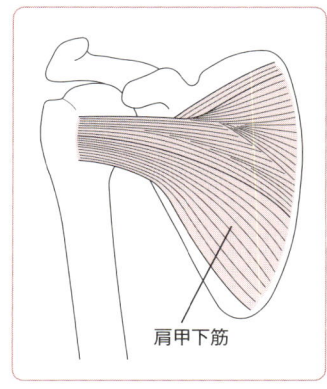

肩甲下筋

MEMO
- 肩甲下筋は肩関節の内旋，内転に作用する
- 回旋筋腱板（ローテーターカフ：rotator cuff）の一つだが，他の3つの筋肉と違い，肩甲骨の裏（肋骨面）に付着しているため，はたらきが内旋であることに注意する（覚え方：下図参照）

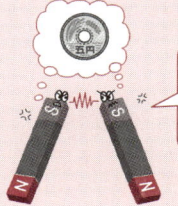

● 回旋筋腱板（ローテーターカフ）の覚え方 ●
両極（棘上筋，棘下筋）が小円（小円筋）で喧嘩（肩甲下筋）

肘関節の屈曲

主な筋肉 ①**上腕二頭筋** biceps brachii ▶起始：長頭は肩甲骨の関節上結節，短頭は肩甲骨の烏口突起 ▶停止：橈骨粗面　②**上腕筋** brachialis ▶起始：上腕骨の遠位 1/2 前面 ▶停止：尺骨粗面　③**腕橈骨筋** brachioradialis ▶起始：上腕骨の外側上顆，上腕骨外

覚え方
肘屈筋強化も
ゴム (5, 6) で！

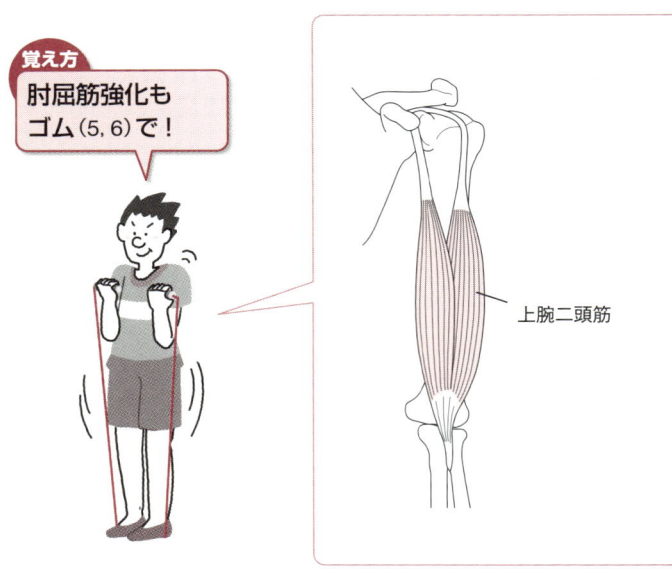

上腕二頭筋

MEMO

- ▶上腕二頭筋は肘関節を屈曲し，前腕を回外するはたらきがある．また，橈骨に付着しているため前腕回内位では屈曲力が低下する．前腕回内位で肘を屈曲してから，前腕を回外すると，力こぶが大きくなる．このように上腕二頭筋は回外を伴う屈曲で収縮力が強くなる
- ▶上腕筋は尺骨に付着するため前腕の回内，回外位のどちらでも収縮力に大きな違いはなく，通常の肘の屈曲ではたらく

側下部 ▶ 停止：橈骨の茎状突起
支配神経　①②筋皮神経　③橈骨神経
髄節レベル　①〜③C5, C6

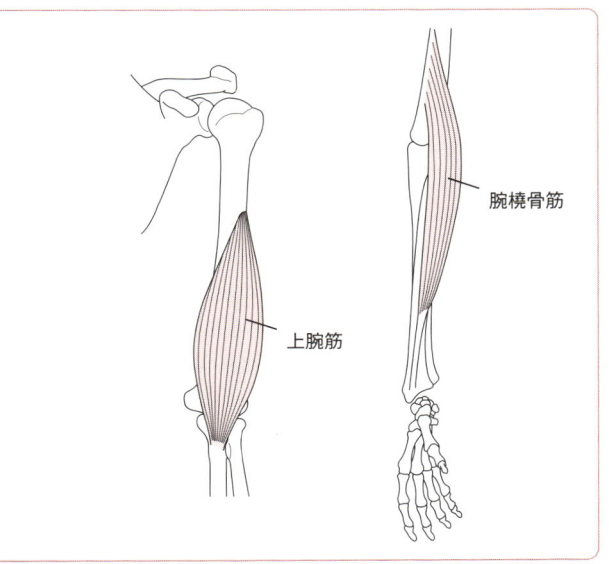

上腕筋

腕橈骨筋

MEMO

- 腕橈骨筋は肘関節の屈曲と，前腕の回内位から中間位の回旋，また回外位から中間位の回旋ではたらく．肘の屈曲では，前腕回内位で最も筋力を発揮する．ビールジョッキを持ち上げるときにはたらくためbeer raising muscleともよばれている
- 腕橈骨筋は上腕骨の外側上顆に起始があり，この部位に付着している前腕の筋はほとんどが伸筋であるが，腕橈骨筋は肘の屈曲筋としてはたらくことに注意する

肘関節の伸展

主な筋肉 上腕三頭筋 triceps brachii ▶起始：長頭は肩甲骨の関節下結節，外側頭は上腕骨の後面，内側頭は上腕骨の内側後面
▶停止：尺骨の肘頭
支配神経 橈骨神経
髄節レベル C7, C8

覚え方
三頭筋，軟派（7, 8）な腕立て伏せ

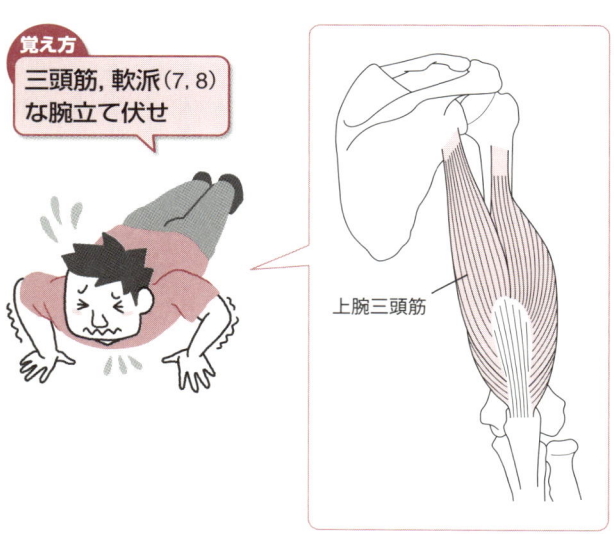

上腕三頭筋

MEMO
▶上腕三頭筋は肘関節の伸展に作用する．3本の筋頭から構成されており，長頭のみが肩甲骨を起始にもち，肩関節と肘関節の両方にはたらく．肩関節では上腕の伸展と内転を助ける

前腕の回外

主な筋肉 ①上腕二頭筋 p.14参照 ②回外筋 supinator ▶起始：上腕骨の外側上顆，尺骨の回外筋稜・輪状靱帯・側腹靱帯 ▶停止：橈骨の近位外側縁
支配神経 ②橈骨神経
髄節レベル ②C6

覚え方
回外（回外筋）でキー，ロック（6）

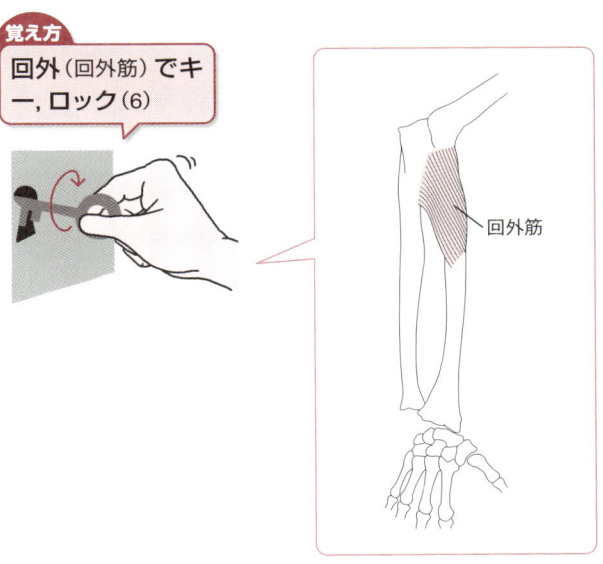

回外筋

MEMO
▶前腕を回外する筋は，上腕二頭筋（p.14参照）と回外筋である．回外筋は肘関節伸展位で効果的にはたらく
▶肘関節屈曲位での強い回外運動には上腕二頭筋も活動する

前腕の回内

主な筋肉 ①**円回内筋** pronator teres ▶起始：上腕頭は上腕骨内側上顆，内側上腕筋間中隔．尺骨頭は骨鉤状突起 ▶停止：橈骨の中央の前面・外側面 ②**方形回内筋** pronator quadratus ▶起始：尺骨の遠位1/4の前面 ▶停止：橈骨の遠位1/4の前面
支配神経 ①正中神経 ②正中神経（前骨間神経）
髄節レベル ①C6, C7 ②C8, T1

覚え方
回内（円回内筋）の
モナ(6, 7)・リザ,
方形（方形回内筋）
に配置(8, 1)

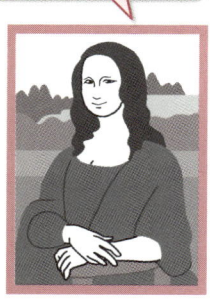
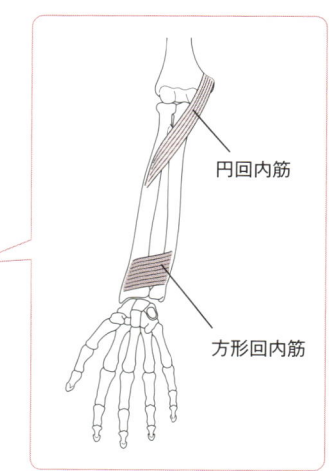

MEMO
- 円回内筋は肘の内側から前腕の外側に走行しており，肘関節屈曲の作用があるが，肘の構造上，前腕の回内が起こる．また，方形回内筋を助けるはたらきがある
- 方形回内筋は肘関節の肢位に関係なく，作用は回内作用のみである．書字動作などの細かな動きをする際や野球のシュートボールを投げるときなどにはたらく

手関節の屈曲（掌屈）

主な筋肉 ①**橈側手根屈筋** flexor carpi radialis ▶起始：上腕骨の内側上顆 ▶停止：第2, 3中手骨底の掌面 ②**尺側手根屈筋** flexor carpi ulnaris ▶起始：上腕骨頭は上腕骨の内側上顆, 尺骨頭は尺骨の肘頭・後面上部 ▶停止：豆状骨, 豆中手靱帯, 第5中手骨
支配神経 ①正中神経 ②尺骨神経
髄節レベル ②C6, C7 ②C8, T1

覚え方
盗掘（橈側手根屈筋）で, 無難（6, 7）に拝（8, 1）借（尺側手根屈筋）

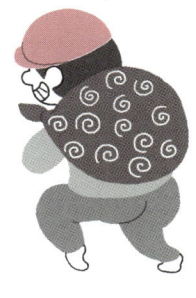
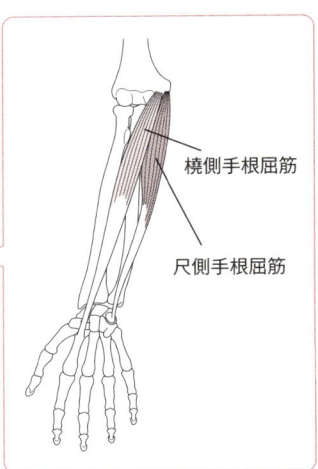

MEMO
- ▶橈側手根屈筋は手関節の屈曲（掌屈）, 橈屈に作用する
- ▶尺側手根屈筋は手関節の屈曲（掌屈）, 尺屈に作用する
- ▶これらの筋肉は, ダンベルを持って屈曲するとき（リストカール）にはたらく
- ▶橈側手根屈筋, 尺側手根屈筋, 長掌筋, 円回内筋（p.18参照）, 浅指屈筋（p.22参照）は, 内側上顆に付着しているため, ゴルフなどで手関節屈曲を過用すると内側上顆炎（ゴルフ肘）を引き起こすことがある

手関節の伸展（背屈）

主な筋肉 ①**長橈側手根伸筋** extensor carpi radialis longus ▶起始：上腕骨の外側縁・外側上顆 ▶停止：第2中手骨底背側　②**短橈側手根伸筋** extensor carpi radialis brevis ▶起始：上腕骨の外側上顆・輪状靱帯 ▶停止：第3中手骨底背側　③**尺側手根伸筋** extensor carpi ulnaris ▶起始：上腕頭は上腕骨外側上顆・肘関節側腹靱帯，尺骨頭は尺骨の斜線と後縁 ▶停止：第5中手骨底背側
支配神経 ①〜③橈骨神経
髄節レベル ①〜③C6, C7

覚え方
手関節，無難（6, 7）に伸展

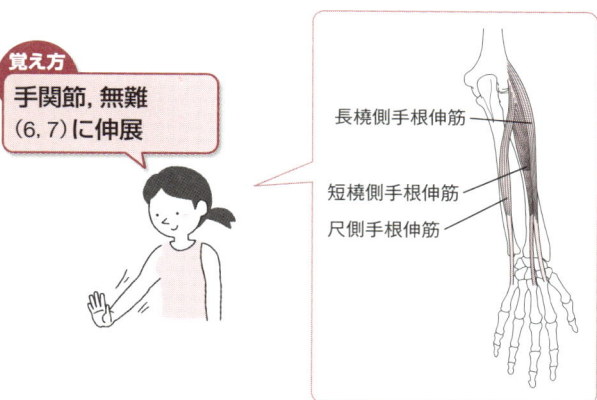

長橈側手根伸筋
短橈側手根伸筋
尺側手根伸筋

MEMO

- 長・短橈側手根伸筋は，関節の橈屈にも作用する
- 長橈側手根伸筋は手関節伸展位で第2指のみの伸展，短橈側手根伸筋は第3指のみの伸展で，それぞれの筋の収縮を確認できる
- 尺側手根伸筋は手関節の尺屈にも作用する．ただし，尺屈では尺側手根屈筋と共同ではたらく．第5中手骨に付着するので，手関節を背屈してから尺屈をすることでその収縮が確認できる
- テニスのバックハンドなどによる手関節伸筋やその起始部への負担は外側上顆炎（テニス肘）を引き起こすことがある
- 手関節伸展の弱化はテノデーシス効果（tenodesis effect：手関節の背屈による手指の屈曲）を減じ，握力低下となることがある

中手指節（MP）関節の屈曲

主な筋肉 ①**虫様筋** lumbricals ▶起始：深指屈筋腱の第2～5指の掌側 ▶停止：指伸筋腱膜の第2～5指の背側 ②**背側骨間筋** p.24参照 ③**掌側骨間筋** p.25参照
支配神経 ①第1，2虫様筋は正中神経，第3，4虫様筋は尺骨神経
髄節レベル ①C8, T1

覚え方

骨間筋（背側骨間筋，掌側骨間筋）**も，虫**（虫様筋）**のようにハイハイ**(8, 1)

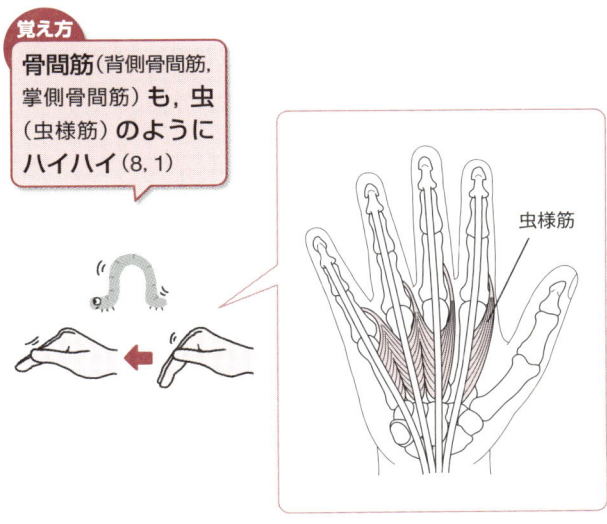

虫様筋

MEMO

▶虫様筋，背側骨間筋（p.24参照），掌側骨間筋（p.25参照）は第2～5指のMP関節を屈曲し，近位指節間（PIP）・遠位指節間（DIP）関節を伸展する．本をつかむときや小さい物を持つときにはたらく

近位指節間(PIP)関節, 遠位指節間(DIP)関節の屈曲

主な筋肉 ①浅指屈筋 flexor digitorum superficialis ▶起始：上腕尺骨頭は上腕骨の内側上顆・尺骨粗面内側, 橈骨頭は橈骨上方前面 ▶停止：第2〜5中節骨底　②深指屈筋 flexor digitorum profundus ▶起始：尺骨の近位端の前面1/3 ▶停止：第2〜5の末節骨底の掌側

支配神経 ①正中神経　②正中神経(第2, 3指), 尺骨神経(第4, 5指)

髄節レベル ①C7, C8, T1　②C8, T1

> **覚え方**
> ナンバーワン(7, 8, 1)戦士(浅指屈筋)を, 真摯(深指屈筋)に配置(8, 1)

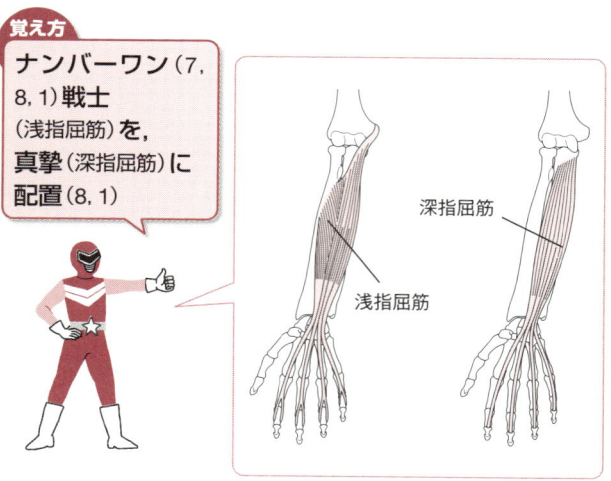

深指屈筋
浅指屈筋

MEMO
- 浅指屈筋, 深指屈筋は指の屈曲と手関節の屈曲(掌屈)の補助に作用する
- 浅指屈筋は第2〜5指のPIP関節を屈曲させ, 深指屈筋は第2〜5指のDIP関節を屈曲させる
- 浅指屈筋は尺骨と橈骨の両方に付着しているが, 深指屈筋は橈骨には起始せず尺骨のみに付着している

中手指節（MP）関節の伸展

主な筋肉 ①（総）指伸筋 extensor digitorum ▶起始：上腕骨外側上顆・前腕筋膜 ▶停止：第2～5末・中節骨底　②**示指伸筋** extensor indicis ▶起始：尺骨の遠位の背面、前腕骨間膜 ▶停止：示指の中・末節骨底　③**小指伸筋** extensor digiti minimi ▶起始：上腕骨の外側上顆 ▶停止：小指の中・末節骨底

支配神経 ①～③橈骨神経

髄節レベル ①～③C6～C8

覚え方
指伸ばし（〈総〉指伸筋，示指伸筋，小指伸筋），人を指す，ろくなやつ（6，7，8）じゃない

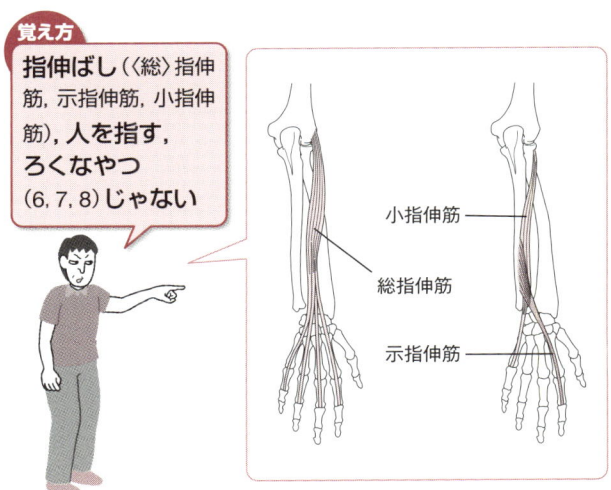

小指伸筋
総指伸筋
示指伸筋

MEMO
- ▶総指伸筋は第2～5指の近位指節間（PIP）・遠位指節間（DIP）・MP関節を伸展させ，手関節の伸展（背屈）にも作用する
- ▶示指伸筋は示指を伸展する筋肉である
- ▶小指伸筋は小指を伸展，外転させる作用がある

指の外転

主な筋肉 ①**背側骨間筋** dorsal interossei ▶起始：それぞれ2頭あり，第1～5中手骨の相対する面 ▶停止：第2～4中手骨の基節骨（第2と3指は橈側に付着，第3と4指は尺側に付着） ②**小指外転筋** abductor digiti minimi ▶起始：豆状骨，鉤靱帯 ▶停止：小指の基節骨底の尺側
支配神経 ①②尺骨神経
髄節レベル ①②C8, T1

覚え方
じゃんけん，
パーはハイ(8, 1)
リスク

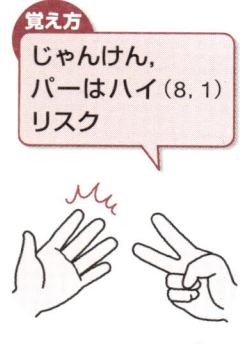

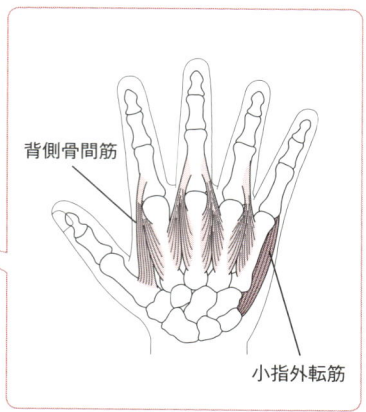

背側骨間筋
小指外転筋

MEMO
▶背側骨間筋はじゃんけんのパーをつくる筋である．第3指を境に橈側と尺側に指を広げ，第2～5指を外転させる
▶小指外転筋は小指の外転と中手指節(MP)関節の屈曲に作用する

指の内転

主な筋肉 掌側骨間筋 palmar interossei ▶起始：第2中手骨の尺側，第4および第5中手骨の橈側 ▶停止：基節骨の骨底，指伸筋腱膜
支配神経 尺骨神経
髄節レベル C8, T1

覚え方
p.21
（指の内転）と同じ

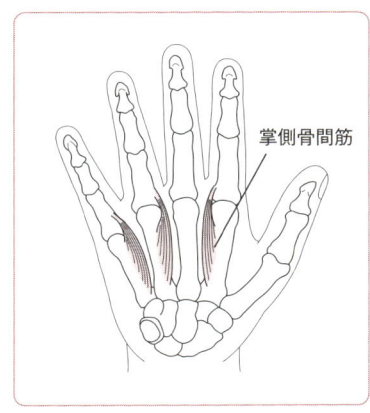

掌側骨間筋

MEMO

▶掌側骨間筋は第2, 4, 5指を第3指に引き寄せる，つまり内転させ，背側骨間筋は外転させるはたらきをする（覚え方：下図参照）

●骨間筋の作用の覚え方●
骨間筋，背広（背側骨間筋は指を広げる）を掌側（掌側骨間筋は指を閉じる）で閉じる

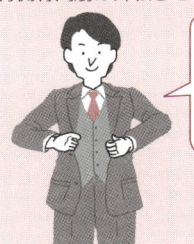

母指の中手指節(MP)関節, 指節間(IP)関節の屈曲

主な筋肉 ①**短母指屈筋** flexor pollicis brevis ▶起始:浅頭:屈筋支帯, 深頭:大・小菱形骨 ▶停止:母指の基節骨底の掌側 ②**長母指屈筋** flexor pollicis longus ▶起始:橈骨の前面・前腕骨間膜 ▶停止:母指の末節骨の掌側
支配神経 ①浅頭:正中神経, 深頭:尺骨神経 ②正中神経
髄節レベル ①浅頭:C6, C7, 深頭:C8, T1 ②C8, T1

覚え方
浅い田んぼ(短母指屈筋浅頭)は
無難(6, 7)だが,
深く長い(短母指屈筋深頭, 長母指屈筋)
配置(8, 1)は屈する

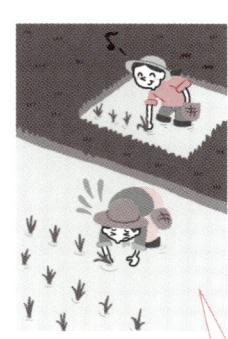

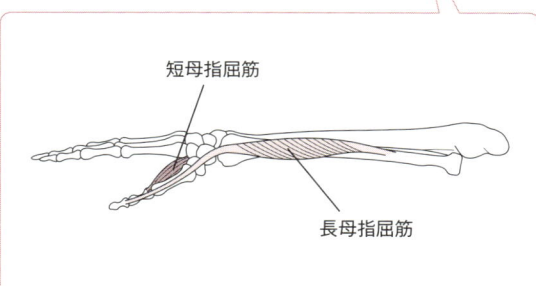

短母指屈筋
長母指屈筋

MEMO
▶短母指屈筋は母指のMP関節を屈曲する
▶長母指屈筋は母指のIP関節とMP関節を屈曲する

母指の中手指節(MP)関節, 指節間(IP)関節の伸展

主な筋肉 ①**短母指伸筋** extensor pollicis brevis ▶起始：橈骨の背面, 前腕骨間膜 ▶停止：母指の基節骨底背面　②**長母指伸筋** extensor pollicis longus ▶起始：尺骨の中央背面, 前腕骨間膜 ▶停止：母指の末節骨底背面

支配神経 ①②橈骨神経

髄節レベル ①②C6〜C8

覚え方

田んぼで長くのび(長・短母指伸筋)てる, ろくなやつ(6, 7, 8)じゃない

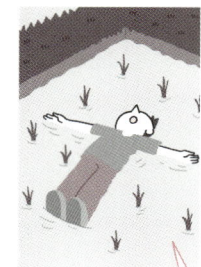

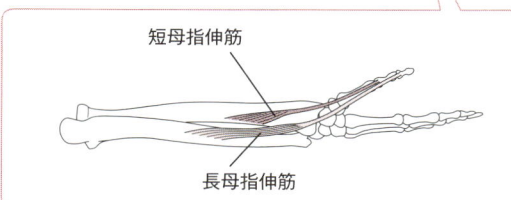

短母指伸筋
長母指伸筋

MEMO
- ▶短母指伸筋は母指のMP関節を伸展し, 外転する
- ▶短母指伸筋は長母指外転筋(p.28参照)とともにド・ケルバン(de Quervain)腱鞘炎を引き起こす筋肉である
- ▶長母指伸筋は母指のIP関節とMP関節を伸展する
- ▶短母指伸筋と長母指伸筋との間に「解剖学的嗅ぎ煙草入れ」とよばれる窪みを形成する

上肢／手指

母指の外転

主な筋肉 ①**短母指外転筋** abductor pollicis brevis ▶起始：大菱形骨，舟状骨，屈筋支帯　▶停止：母指の基節骨外側　②**長母指外転筋** abductor pollicis longus ▶起始：橈骨・尺骨の背面，骨間膜　▶停止：第1中手骨底外側
支配神経 ①正中神経　②橈骨神経
髄節レベル ①②C6，C7

覚え方
田んぼの外（短母指外転筋）に
ちょう（長母指外転筋）無難（6, 7）に
転がす

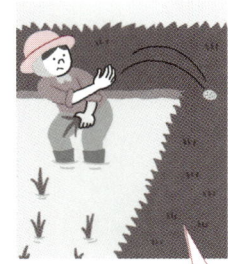

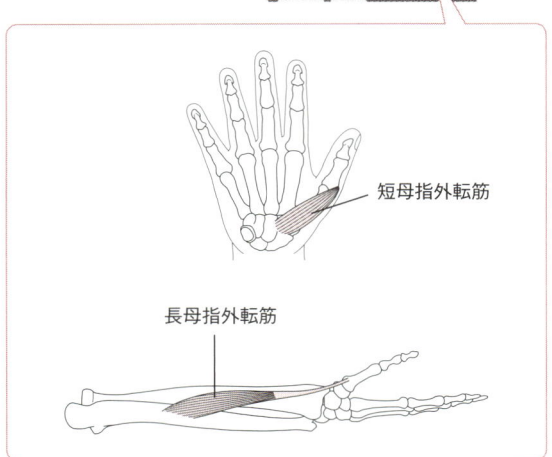

短母指外転筋

長母指外転筋

MEMO
▶長母指外転筋は手関節橈屈のはたらきもある

母指の内転

主な筋肉 母指内転筋 adductor pollicis ▶ **起始**：横頭は第3中手骨の掌側，斜頭は第2，3中手骨底の掌側，有頭骨，小菱形骨 ▶ **停止**：母指の基節骨底の内側

支配神経 尺骨神経

髄節レベル C8，T1

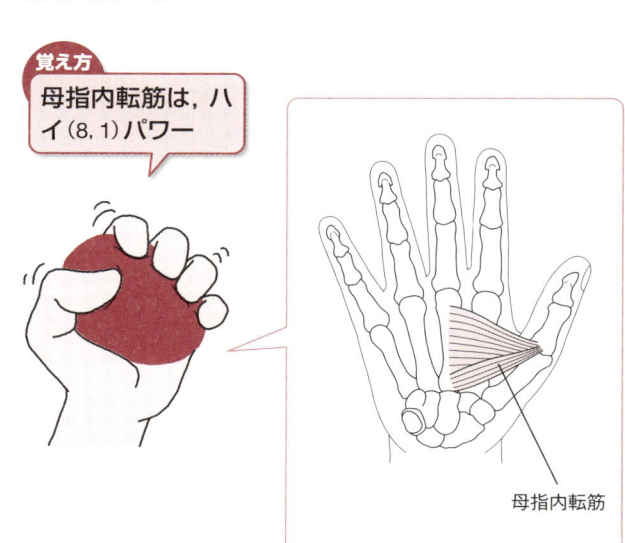

覚え方
母指内転筋は，ハイ（8，1）パワー

母指内転筋

MEMO

- ▶ 母指内転筋は起始が2つある扇状の比較的大きな筋で，強い収縮を得ることができる．物をつかむときにはたらく
- ▶ 尺骨神経麻痺で母指内転筋が弱化すると，母指と示指の間で紙をはさめなくなり（第1背側骨間筋の弱化もあり），母指の指節間（IP）関節を強く屈曲して（示指も近位指節間〈PIP〉関節・遠位指節間〈DIP〉関節が屈曲），正中神経支配の筋で代償するフロマン（Froment）徴候がみられる
- ▶ フロマン徴候では，母指内転筋の代わりに長母指屈筋（p.26参照）がはたらく

上肢／手指

母指と小指の対立運動

主な筋肉 ①母指対立筋 opponens pollicis ▶起始：大菱形骨，屈筋支帯 ▶停止：第1中手骨の掌側　②小指対立筋 opponens digiti minimi ▶起始：有鈎骨鈎，屈筋支帯 ▶停止：第5中手骨の尺側縁
支配神経 ①正中神経　②尺骨神経
髄節レベル ①C6, C7　②C8, T1

覚え方
母（母指対立筋）の
無難（6, 7）な
対立, 子（小指対立筋）にはHigh（8, 1）

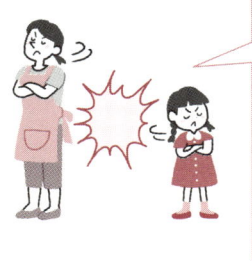

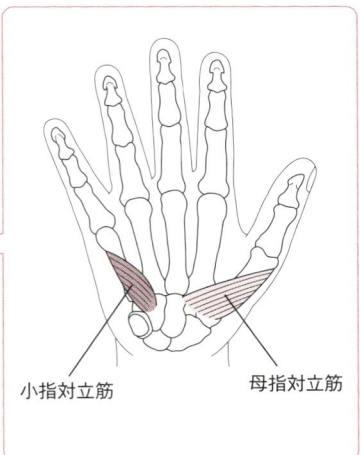

小指対立筋　母指対立筋

MEMO
- 母指対立筋は母指の対立と手根中手（CMC）関節の屈曲に作用する
- 小指対立筋は小指を対立させる

下肢

- 股
- 膝
- 足
- 足趾

股関節の屈曲

主な筋肉 ①**大腰筋 psoas major** ▶起始:浅頭はT12, L1〜L4までの椎体および肋骨突起,深頭は第1〜5腰椎の肋骨突起 ▶停止:大腿骨の小転子 ②**小腰筋 psoas minor** ▶起始:T12, L1の椎体,椎間円板 ▶停止:腸恥隆起 ③**腸骨筋 iliacus** ▶起始:腸骨の腸骨窩 ▶停止:大腿骨の小転子
支配神経 ①③腰神経叢,大腿神経 ②腰神経叢
髄節レベル ①L1〜L4 ②L1 ③L2〜L4

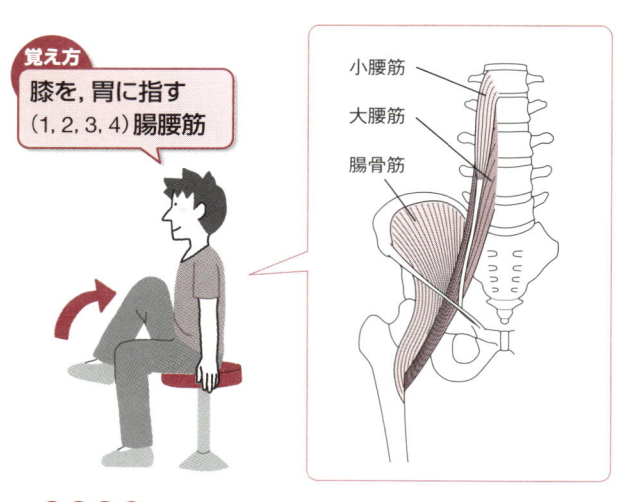

覚え方
膝を,胃に指す
(1, 2, 3, 4) 腸腰筋

小腰筋
大腰筋
腸骨筋

MEMO

- ▶大腰筋,小腰筋,および腸骨筋を合わせて,腸腰筋(iliopsoas)という
- ▶大腰筋は股関節をわずかに外旋させるはたらきもある
- ▶小腰筋は大腰筋の補助的なはたらきがあり,腸骨筋膜を張ることで股関節の屈曲を助ける
- ▶腸骨筋は股関節をわずかに外旋させる作用がある
- ▶大腰筋の短縮などによって股関節に屈曲拘縮が起こったり,一方の股関節を他動的に屈曲させたりすると,他方の下肢が浮いてくる(トーマステスト:Thomas test)

股関節の屈曲・外転・外旋（膝を屈曲しながら）

主な筋肉 縫工筋 sartorius ▶起始：腸骨の上前腸骨棘 ▶停止：脛骨粗面の内側（鵞足）
支配神経 大腿神経
髄節レベル L2, L3

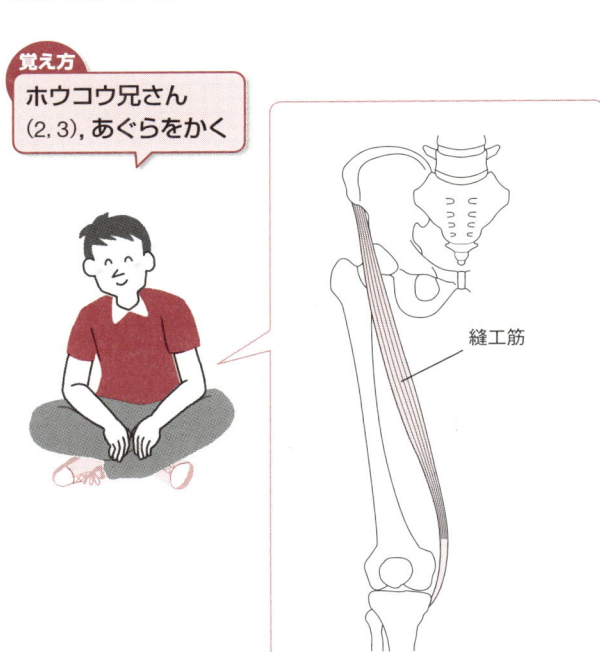

覚え方
ホウコウ兄さん
(2, 3), あぐらをかく

縫工筋

MEMO
- 縫工筋は、股関節と膝関節にはたらく
- あぐらをかくときにはたらき、人体で一番長い筋肉である

股関節の伸展

主な筋肉 ①**大殿筋 gluteus maximus** ▶起始：後殿筋線の後方，仙骨・尾骨の外側縁，胸腰筋膜，仙結節靱帯 ▶停止：浅層は大腿筋膜の外側部の腸脛靱帯，深層は大腿骨の殿部粗面　②**ハムストリングス（大腿二頭筋短頭を除く）** p.42参照：大腿二頭筋長頭，半腱様筋，半膜様筋
支配神経 ①下殿神経
髄節レベル ①L4，L5，S1，S2

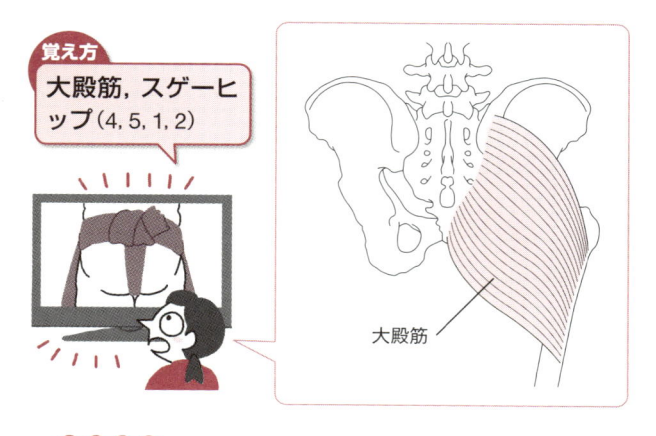

覚え方
大殿筋，スゲーヒップ（4, 5, 1, 2）

大殿筋

MEMO

- 大殿筋は股関節の伸展筋で，特に膝屈曲位からのはたらきが大きい．また，股関節外旋のはたらきもある
- 大殿筋はその下に中殿筋（p.35参照），さらにその下には小殿筋（p.40参照）があり，殿筋群のなかで最も大きく，最も表層にある
- 大殿筋が麻痺すると，歩行時には重心線が股関節の後方を通るようになり，踵接地から立脚期に入るとき脊椎が過伸展し腹部が突出する大殿筋歩行となる
- 大殿筋のみの伸展力を単独に検査する場合は，腹臥位で膝関節を90°屈曲位のままで股関節を伸展させて評価する

股関節の外転

主な筋肉 中殿筋 gluteus medius ▶起始：腸骨翼の外側（前殿筋線と後殿筋線の間），腸骨稜の外唇，殿筋膜 ▶停止：大腿骨の大転子外側面
支配神経 上殿神経
髄節レベル L4, L5, S1

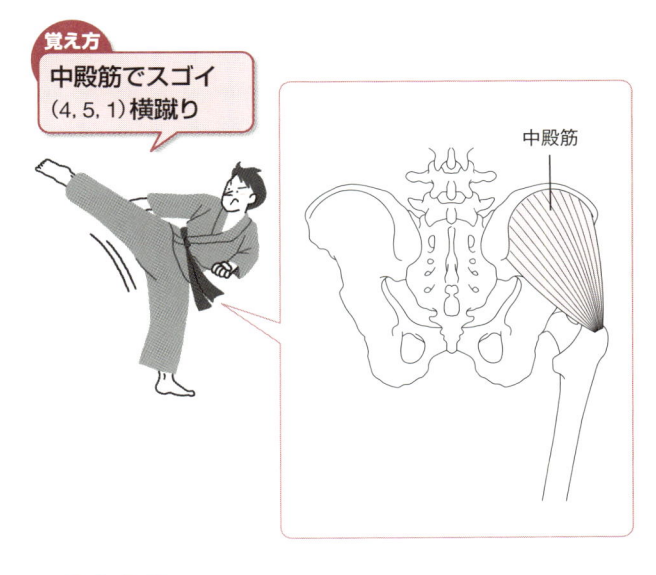

覚え方
中殿筋でスゴイ
（4, 5, 1）横蹴り

中殿筋

MEMO

- 中殿筋は，股関節を外転，またわずかに内旋させる作用もある
- 立位姿勢を保持するのに重要な筋の一つで，片脚立位時には反対側の骨盤が下がらないように，片脚立位側の中殿筋がはたらく
- 歩行時には立脚側の中殿筋が収縮し，骨盤を水平に保っているが，中殿筋が麻痺すると遊脚側の骨盤が下がるトレンデレンブルグ徴候（Trendelenburg's sign）が起こることがある．これとは逆に，立脚時に体幹を患側に傾けるのはデュシャンヌ歩行（Duchenne gait）という

股関節の内転

主な筋肉 ①**大内転筋** adductor magnus ▶起始：恥骨下枝，坐骨結節 ▶停止：大腿骨粗線，内転筋結節 ②**短内転筋** adductor brevis ▶起始：恥骨結合と恥骨結節の間 ▶停止：大腿骨粗線の内側唇 ③**長内転筋** adductor longus ▶起始：恥骨結合，恥骨稜 ▶停止：大腿骨の粗線内側唇 ④**恥骨筋** pectineus ▶起始：恥骨櫛 ▶停止：大腿骨の恥骨筋線 ⑤**薄筋** gracilis ▶起始：恥骨結合の外側縁 ▶

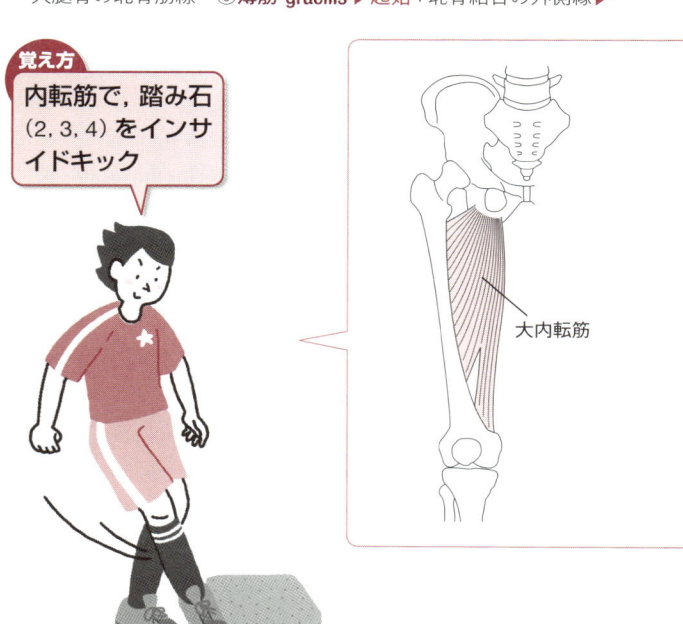

覚え方
内転筋で，踏み石（2, 3, 4）をインサイドキック

大内転筋

停止：脛骨の上部の内側面，鵞足
支配神経 ①ⓐ閉鎖神経　ⓑ坐骨神経の脛骨神経部　②③閉鎖神経　④ⓐ閉鎖神経　ⓑ大腿神経　⑤閉鎖神経
髄節レベル ①ⓐL2～L4　ⓑL4, L5　②⑤L2～L4　③L2, L3　④ⓐL2, L3　ⓑL2～L4

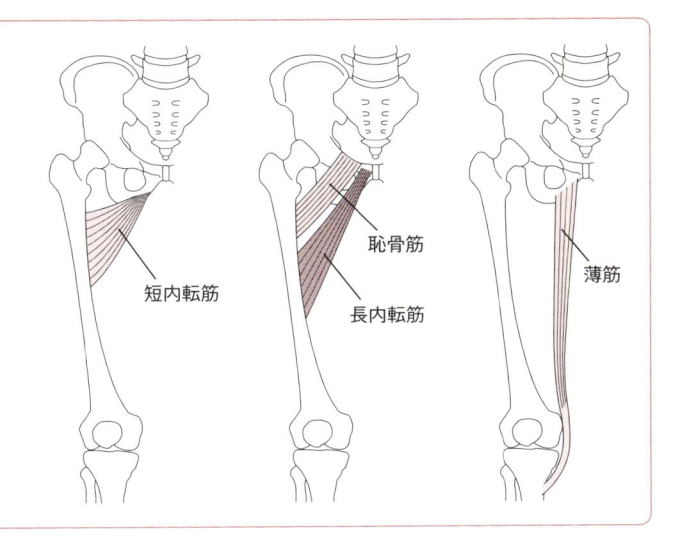

短内転筋

恥骨筋

長内転筋

薄筋

MEMO
- 大内転筋は内転筋群のなかで最も強大・強力で，恥骨より起始する部分は股関節屈曲に，坐骨より起始する部分は股関節伸展にも関与している
- 短内転筋は股関節の屈曲にわずかにはたらく
- 長内転筋，恥骨筋は股関節の屈曲を補助する
- 薄筋は内転筋群では唯一の2関節筋で，下腿を内旋し屈曲させるはたらきもある

下肢／股

股関節の外旋

主な筋肉 深層外旋6筋 6 outward rotators ①**外閉鎖筋** obturator externus ▶起始:恥骨の閉鎖孔縁下部,閉鎖膜▶停止:大腿骨の転子窩 ②**内閉鎖筋** obturator internus ▶起始:坐骨・恥骨の閉鎖孔縁,閉鎖膜▶停止:大腿骨の転子窩 ③**大腿方形筋** quadratus femoris ▶起始:坐骨の坐骨結節▶停止:大腿骨の転子間稜 ④**梨状筋** piriformis ▶起始:仙骨の前面,腸骨の大坐骨切

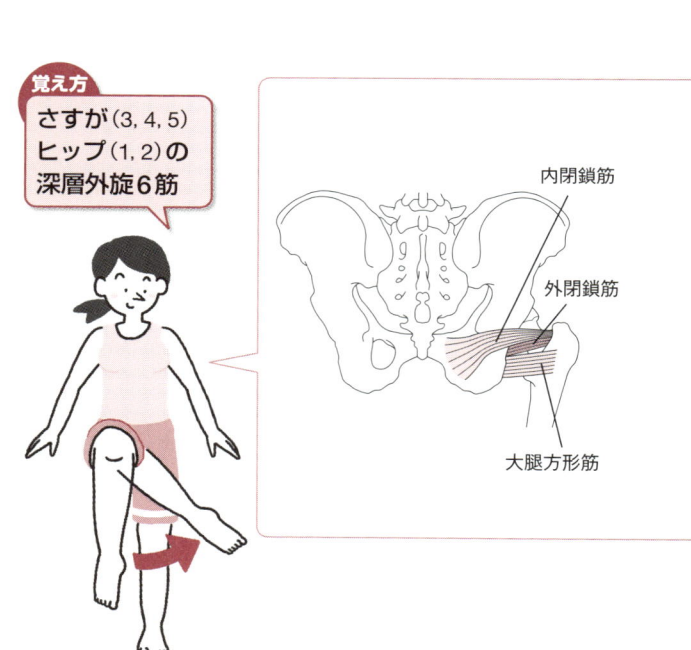

> **覚え方**
> さすが(3, 4, 5)
> ヒップ(1, 2)の
> 深層外旋6筋

内閉鎖筋
外閉鎖筋
大腿方形筋

痕▶**停止**：大腿骨の大転子　⑤**上双子筋 gemellus superior**▶**起始**：坐骨棘，小坐骨切痕▶**停止**：大腿骨の大転子　⑥**下双子筋 gemellus inferior**▶**起始**：坐骨結節▶**停止**：大腿骨の大転子

支配神経 ①閉鎖神経　②〜⑥仙骨神経叢
髄節レベル ①L3, L4　②⑤L5, S1, S2　③⑥L5, S1　④S1, S2

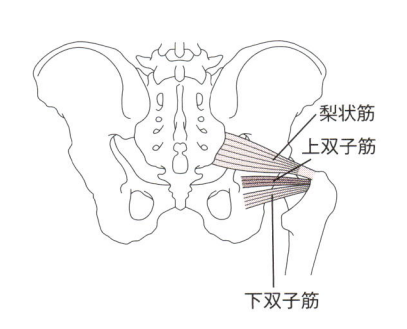

（図：梨状筋，上双子筋，下双子筋）

MEMO
▶上記6つの筋は深層外旋6筋とよばれる．このほかに大殿筋（p.34参照）も股関節の外旋にはたらく
▶深層外旋6筋のなかで上位に位置する梨状筋は股関節の外転，下位に位置する大腿方形筋，外閉鎖筋は股関節の内転にもはたらく
▶坐骨神経は梨状筋下孔を通過し，梨状筋の部分で絞扼されやすいため，坐骨神経を刺激することがあり，これを「梨状筋症候群」とよんでいる

股関節の内旋

主な筋肉 ①**小殿筋** gluteus minimus ▶起始：腸骨翼の外面で前殿筋線と下殿筋線との間，もしくは下殿筋線の下 ▶停止：大腿骨の大転子外側面 ②**中殿筋** p.35参照 ③**大腿筋膜張筋** p.41参照
支配神経 ①上殿神経
髄節レベル ①L4, L5, S1

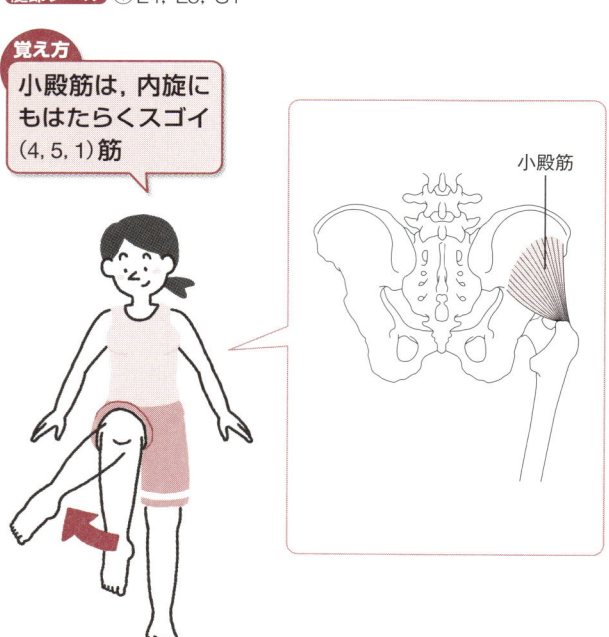

覚え方
小殿筋は，内旋にもはたらくスゴイ(4, 5, 1)筋

小殿筋

MEMO
▶ 小殿筋，中殿筋（p.35参照），大腿筋膜張筋（p.41参照）の3つの筋は，股関節の外転と内旋にはたらく
▶ 小殿筋は中殿筋よりも下層に付着している

股関節屈曲位からの外転

- **主な筋肉** 大腿筋膜張筋 tensor fasciae latae ▶起始：上前腸骨棘, 腸骨稜 ▶停止：脛骨の外側顆
- **支配神経** 上殿神経
- **髄節レベル** L4, L5, S1

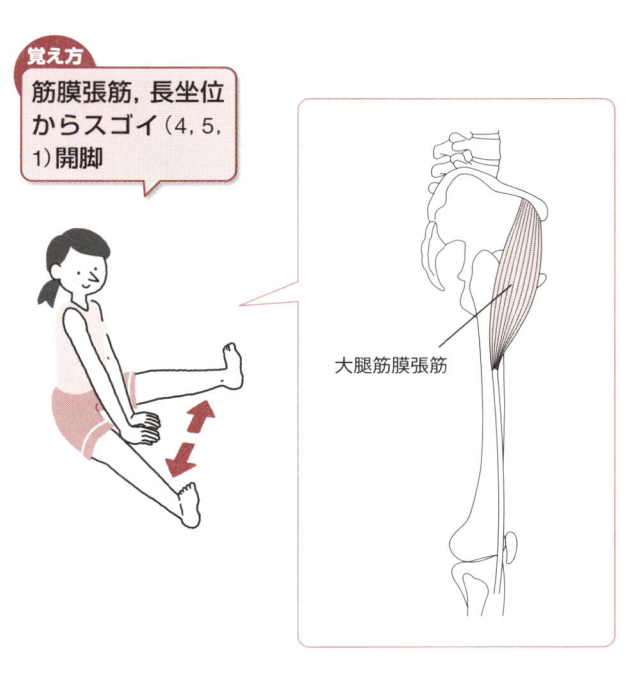

> **覚え方**
> 筋膜張筋, 長坐位からスゴイ(4, 5, 1)開脚

大腿筋膜張筋

MEMO
- ▶大腿筋膜張筋は大腿筋膜を緊張させ, 大腿を屈曲, 外転, 内旋させる
- ▶歩行の際に大腰筋(p.32参照)や腸骨筋(p.32参照)は股関節を外旋するはたらきがあるが, 大腿筋膜張筋は股関節の屈曲筋がはたらく際に股関節が外旋するのを防ぐ役目がある. これにより脚が真っ直ぐ運ばれるように補正している

下肢／股

膝関節の屈曲

主な筋肉 ハムストリングス hamstrings ①**大腿二頭筋** biceps femoris muscle ▶起始：長頭は坐骨結節の後面，短頭は大腿骨の粗面外側唇下方1/2 ▶停止：腓骨頭，下腿筋膜 ②**半腱様筋** semitendinosus ▶起始：坐骨結節の内側面 ▶停止：脛骨粗面の内側 ③**半膜様筋** semimembranosus ▶起始：坐骨結節 ▶停止：脛

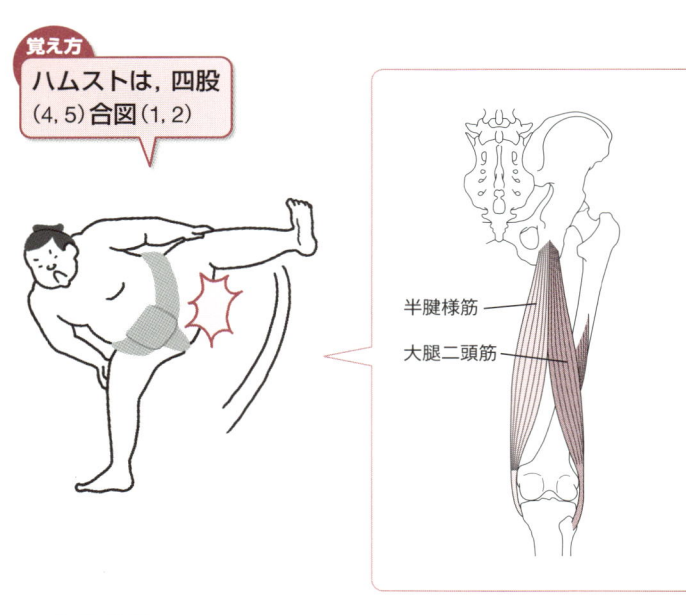

> **覚え方**
> ハムストは，四股
> (4, 5) 合図 (1, 2)

半腱様筋
大腿二頭筋

MEMO

- ▶大腿二頭筋は下腿の外旋にもはたらき，長頭は膝関節の伸展にもはたらく
- ▶半腱様筋と半膜様筋は股関節の内転に補助的にはたらき，下腿の内旋にもはたらく
- ▶半腱様筋は縫工筋 (p.33参照) と薄筋 (p.36参照) と一緒に脛骨内側面に付着するが，ガチョウ (鵞鳥) の足のようにみえることから鵞足 (pes anserinus) ともよばれる

骨の内側顆，大腿骨の外側顆
支配神経 ①ⓐ長頭は脛骨神経　ⓑ短頭は総腓骨神経　②③脛骨神経
髄節レベル ①ⓐL5, S1, S2　ⓑL4, L5, S1, S2　②③L4, L5, S1, S2

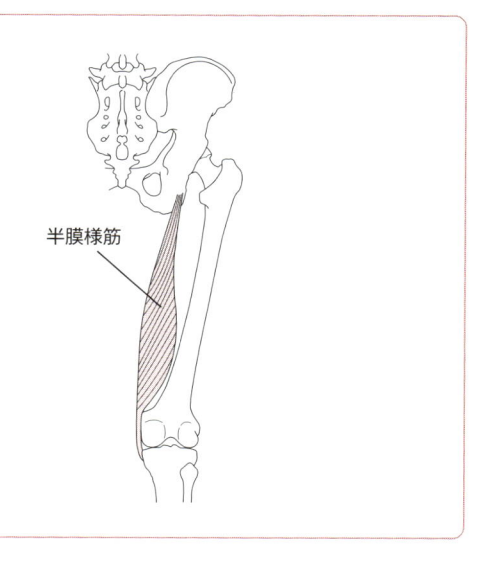

半膜様筋

MEMO

- ハムストリングスは「ランナー筋」ともよばれており，短距離走者ではよく発達している
- ハムストリングスに短縮があると，背臥位で膝を伸展させたまま股関節を屈曲 (straight leg raising：SLR) すると，筋の緊張により大腿後面に痛みが走る

膝関節の伸展

主な筋肉 大腿四頭筋 quadriceps femoris　①**大腿直筋 rectus femoris** ▶起始：腸骨の下前腸骨棘，寛骨臼の上縁 ▶停止：膝蓋骨上外側縁，膝蓋腱を介して脛骨粗面　②**中間広筋 vastus intermedius** ▶起始：大腿骨上2/3の前外側 ▶停止：膝蓋骨上外側縁，膝蓋腱を介して脛骨粗面　③**外側広筋 vastus lateralis** ▶起始：大転子の外側面，大腿骨粗面の外側唇 ▶停止：膝蓋骨上外

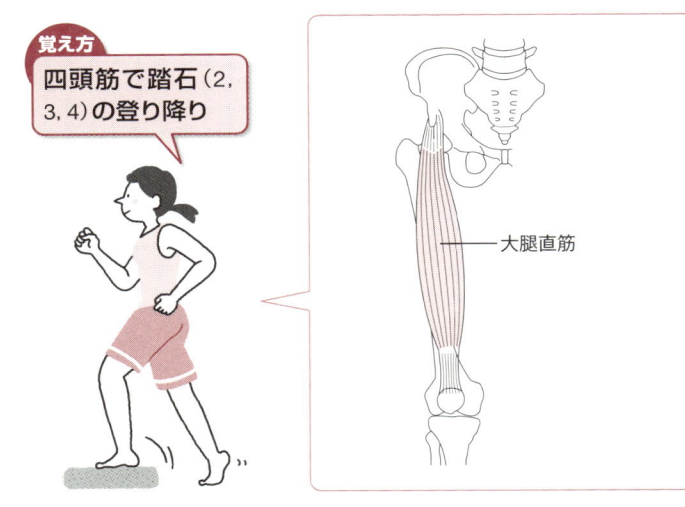

覚え方
四頭筋で踏石（2, 3, 4）の登り降り

大腿直筋

MEMO

- ▶大腿四頭筋とは膝関節を伸展する筋肉群の総称で，上記の図の4つの筋肉を指す
- ▶大腿四頭筋の起始部はそれぞれ異なるが，停止部はすべて膝蓋骨に付着し，一つの腱を形成して脛骨粗面とも付着し，スムーズに脛骨伸展の力となる
- ▶大腿直筋は起始が骨盤にあり，股関節の屈曲にもはたらく
- ▶大腿直筋はSLR（straight leg raising）を遂行する．大腿直筋に短縮があると，腹臥位で膝を屈曲すると股関節が屈曲する（尻上がり現象）

側縁，膝蓋腱を介して脛骨粗面　④**内側広筋 vastus medialis** ▶
起始：大腿骨転子線の下部，大腿骨粗線の内側唇▶停止：膝蓋骨
上外側縁，膝蓋腱を介して脛骨粗面
支配神経 ①〜④大腿神経
髄節レベル ①〜④L2〜L4

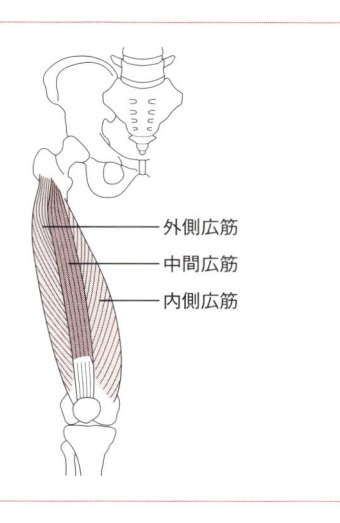

- 外側広筋
- 中間広筋
- 内側広筋

MEMO

▶ 大腿直筋は股関節屈曲ではその筋の長さは短くなり膝伸展力が弱まるが，中間広筋は大腿直筋の下層にあり，股関節が屈曲しているときのはたらきが大きくなる

▶ 外側広筋は少し下腿を外旋方向に回旋するはたらきもある

▶ 内側広筋は少し下腿を内旋方向に回旋するはたらきもある．内側広筋の筋力と膝関節の伸展不全とは強い関連性がある

▶ 大腿四頭筋が麻痺すると，膝折れや反張膝になるため，膝折れを防ぐために立脚相において膝を押さえる歩行や，重心を膝関節の前方に移す歩行などがみられる

足関節の底屈

主な筋肉 下腿三頭筋 triceps surae ①**腓腹筋** gastrocnemius ▶起始：外側頭は，大腿骨の外側上顆，内側頭は大腿骨の内側上顆▶停止：アキレス腱を介して踵骨隆起 ②**ヒラメ筋** soleus ▶起始：腓骨頭と腓骨近位1/3の後部，膝窩と脛骨内側縁の中1/3，脛骨

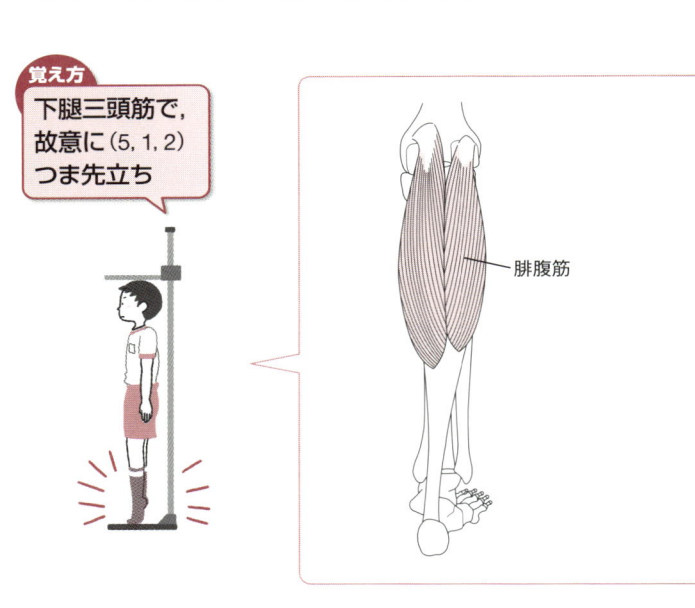

覚え方
下腿三頭筋で，故意に(5, 1, 2)つま先立ち

腓腹筋

と腓骨のヒラメ腱性弓 ▶停止：アキレス腱を介して踵骨隆起
支配神経 ①②脛骨神経
髄節レベル ①②L5, S1, S2

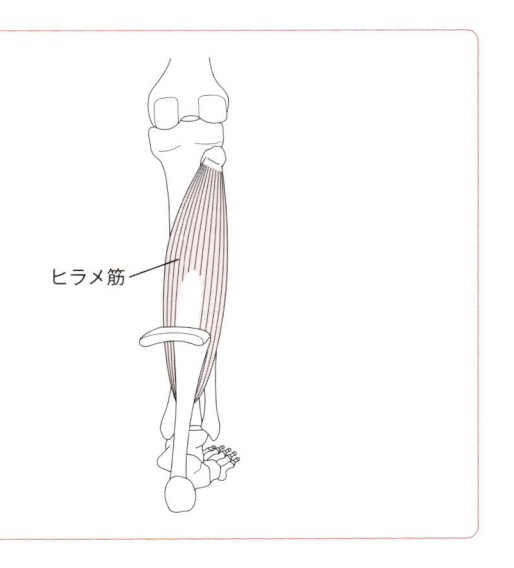

ヒラメ筋

MEMO
- ▶腓腹筋は2関節筋で，足関節の底屈と膝関節の屈曲のはたらきがある．膝関節伸展位では，腓腹筋が伸長されているので筋力を発揮しやすい
- ▶膝関節が屈曲しているときは，腓腹筋の筋力は半減するが，ヒラメ筋は筋力を発揮する
- ▶腓腹筋とヒラメ筋は下方で一緒になりアキレス腱となる
- ▶腓腹筋とヒラメ筋が麻痺すると，蹴り返しができず踵で歩く踵足歩行（べた足のような歩き方）になる

足関節の背屈と内がえし

主な筋肉 前脛骨筋 tibialis anterior ▶ **起始**：脛骨外側面上方の1/2, 骨間膜 ▶ **停止**：第1楔状骨, 第1中足骨底の足底側
支配神経 深腓骨神経
髄節レベル L4, L5, S1

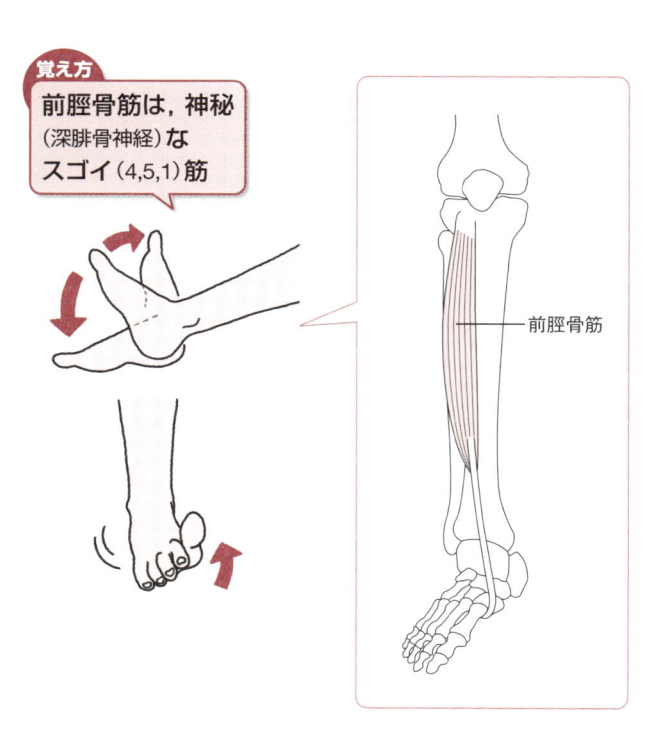

覚え方
前脛骨筋は, 神秘（深腓骨神経）なスゴイ(4,5,1)筋

前脛骨筋

MEMO
▶ 足関節の背屈筋では最強である
▶ 深腓骨神経麻痺による前脛骨筋の機能不全は下垂足（drop foot）となり鶏足歩行になる

足の外がえし

主な筋肉 ①**長腓骨筋** peroneus longus ▶起始：腓骨の上部の外側面，腓骨頭，脛骨の外側顆 ▶停止：第1楔状骨，第1中足骨底部
②**短腓骨筋** peroneus brevis ▶起始：腓骨の下部の外側面 ▶停止：第5中足骨基底部
支配神経 ①②浅腓骨神経
髄節レベル ①②L5, S1

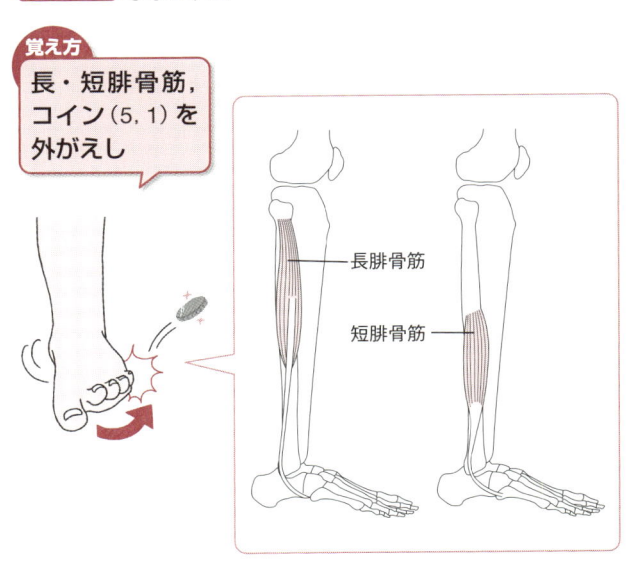

覚え方
長・短腓骨筋，コイン（5, 1）を外がえし

長腓骨筋
短腓骨筋

MEMO
- ▶長腓骨筋と短腓骨筋は足の外がえしと底屈のはたらきをする
- ▶内がえしの捻挫で第5中足骨の骨折を起こすことがある．これは，急激な内反によって短腓骨筋の付着部が引っ張られて起こる骨折でジョーンズ（Jonens）骨折とよばれる

足の内がえし

主な筋肉 後脛骨筋 tibialis posterior ▶ **起始**：脛骨の後面，腓骨の後面 ▶ **停止**：舟状骨，3個の楔状骨，立方骨，第2〜4中足骨
支配神経 脛骨神経
髄節レベル L5, S1, S2

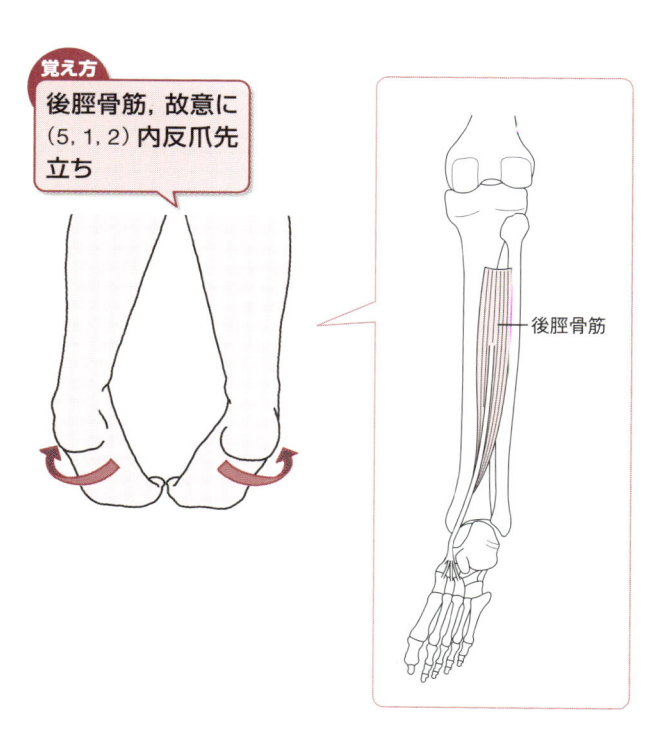

覚え方
後脛骨筋，故意に (5, 1, 2) 内反爪先立ち

後脛骨筋

MEMO

- 後脛骨筋は足関節を底屈し，内がえしをさせる
- 後脛骨筋，下腿三頭筋 (p.46 参照) は足の底屈にはたらくが，足を底屈させる筋は脛骨神経の支配である
- 足部のアーチの保持に重要な筋である

中足趾節（MP）関節の屈曲

主な筋肉 ①**虫様筋** lumbricals ▶起始：長趾屈筋腱 ▶停止：第2～5趾の総趾伸筋腱　②**短母趾屈筋** flexor hallucis brevis ▶起始：立方骨の内側縁，楔状骨 ▶停止：母趾の基節骨の骨底両側

支配神経 ①ⓐ内側（第1虫様筋）は内側足底神経　ⓑ外側（第2～4虫様筋）は外側足底神経　②内側足底神経

髄節レベル ①ⓐL5, S1　ⓑS1, S2　②L5, S1

覚え方

田んぼ（短母趾屈筋）の一番虫（第1虫様筋），内（内側足底神経）なる
恋（5, 1）に屈する

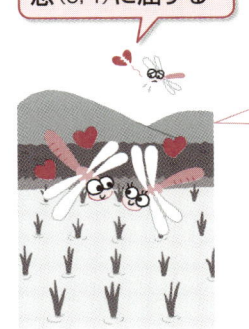

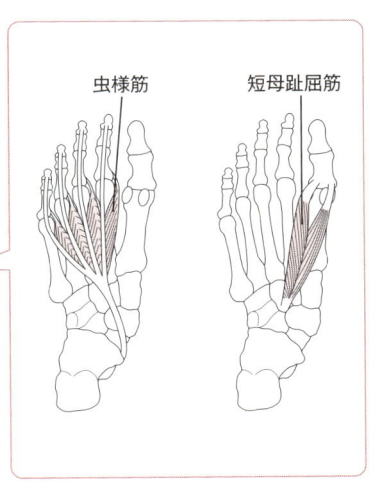

虫様筋　　短母趾屈筋

MEMO

- ▶虫様筋は第2～5趾のMP関節の屈曲，遠位趾節間（DIP）・近位趾節間（PIP）関節の伸展にはたらく
- ▶短母趾屈筋は母趾のMP関節を屈曲する
- ▶足底の筋は，母趾外転筋（p.56参照），短母趾屈筋，短趾屈筋（p.52参照），第1虫様筋が内側足底神経（L5,S1）支配で，それ以外はすべて外側足底神経支配（S1, S2）である

遠位趾節間（DIP）関節と近位趾節間（PIP）関節の屈曲

主な筋肉 ①**長趾屈筋** flexor digitorum longus ▶起始：脛骨後面の中央部 ▶停止：第2〜5趾骨の末節骨底　②**短趾屈筋** flexor digitorum brevis ▶起始：踵骨隆起の内側結節，足底腱膜 ▶停止：第2〜5趾の中節骨底　③**長母趾屈筋** flexor hallucis longus ▶起

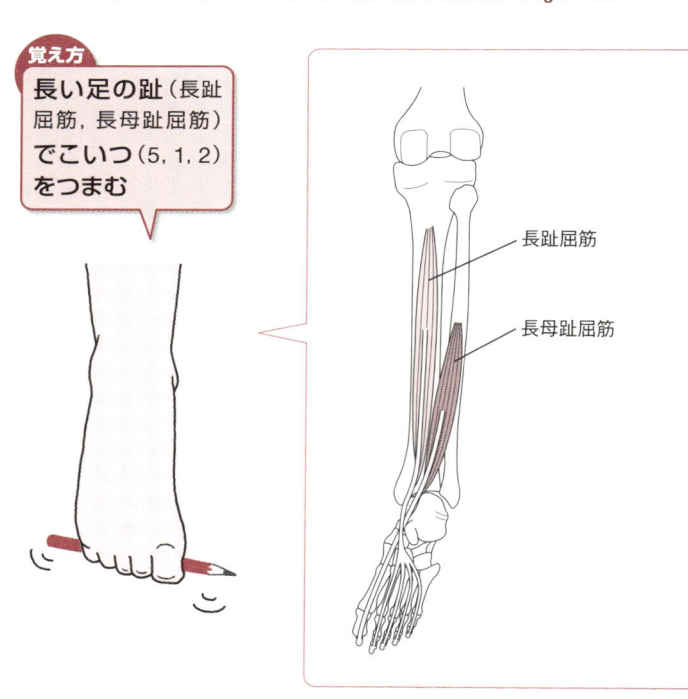

覚え方
長い足の趾（長趾屈筋，長母趾屈筋）でこいつ（5, 1, 2）をつまむ

52 ●下肢／足趾

始：腓骨の後面の下部，下腿骨間膜の後面 ▶ 停止：母趾の末節骨底
支配神経 ①③脛骨神経 ②内側足底神経
髄節レベル ①③L5, S1, S2 ②L5, S1

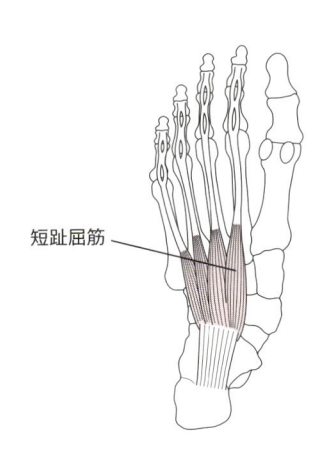

短趾屈筋

MEMO

- 長趾屈筋は第2～5趾の中足趾節（MP）・PIP・DIP関節の屈曲にはたらく
- 短趾屈筋は第2～5趾のMP・PIP関節の屈曲にはたらく
- 長母趾屈筋は母趾趾節間（IP）関節の屈曲にはたらく
- 長趾屈筋，長母趾屈筋は足関節の底屈にもはたらく

中足趾節(MP)関節と母趾趾節間(IP)関節の伸展

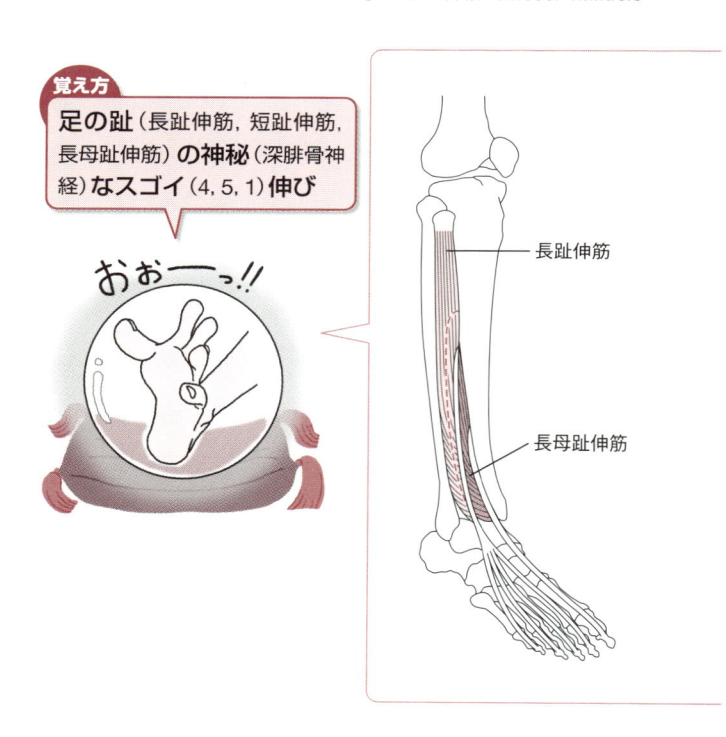

主な筋肉 ①**長趾伸筋** extesor digitorum longus ▶起始：脛骨上端外側面，腓骨の前縁上方，下腿骨間膜 ▶停止：第2〜5趾の基節・中節・末節骨底 ②**短趾伸筋** extesor digitorum brevis ▶起始：踵骨の背面 ▶停止：長趾伸筋腱 ③**長母趾伸筋** extesor hallucis

覚え方
足の趾（長趾伸筋，短趾伸筋，長母趾伸筋）**の神秘**（深腓骨神経）**なスゴイ**（4, 5, 1）**伸び**

おぉーっ!!

長趾伸筋

長母趾伸筋

longus ▶起始：腓骨，骨間膜の前面 ▶停止：母趾の末節骨底の背面
支配神経 ①〜③深腓骨神経
髄節レベル ①〜③L4, L5, S1

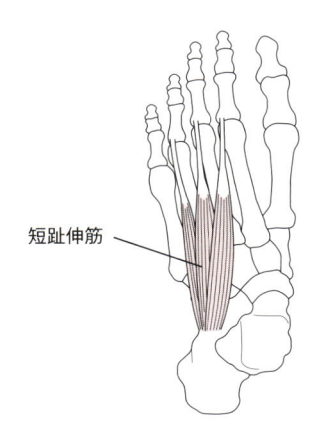

短趾伸筋

MEMO
- ▶長趾伸筋は第2〜5趾を伸展し，外反する
- ▶短趾伸筋は長趾伸筋腱に付着して，第2〜4趾の伸展を補佐する
- ▶長母趾伸筋は母趾を伸展し，足関節を背屈させる

足趾の外転

主な筋肉 ①**背側骨間筋** dorsal interossei ▶起始：中足骨の側面 ▶停止：基節骨 ②**母趾外転筋** abductor hallucis ▶起始：踵骨の内側隆起，屈筋支帯，足底腱膜 ▶停止：母趾の基節骨底 ③**小趾外転筋** abductor digiti minimi ▶起始：踵骨隆起，踵骨外側面 ▶停止：小趾の基節骨外側
支配神経 ①③外側足底神経　②内側足底神経
髄節レベル ①③S1, S2　②L5, S1

覚え方
足の趾を故意に
(5, 1, 2) 広げる

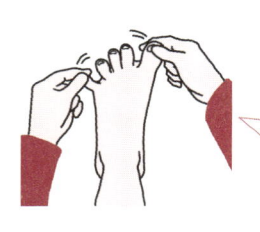

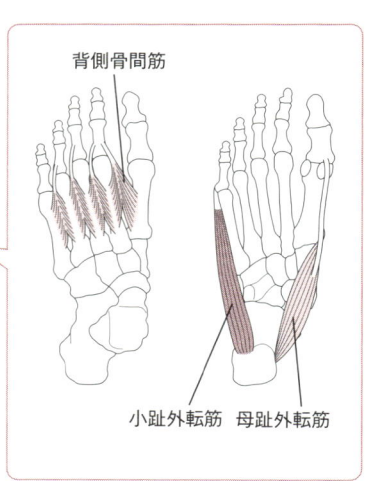

背側骨間筋

小趾外転筋　母趾外転筋

MEMO
- 背側骨間筋は第2～4趾を外転させる
- 母趾外転筋は足底の筋肉では最外層の筋肉で，母趾の外転と屈曲にはたらき，足のアーチ形成にも貢献している
- 小趾外転筋は小趾の外転と屈曲にはたらく

足趾の内転

主な筋肉 ①底側骨間筋 plantar interossei ▶起始：第3～5中足骨の内側 ▶停止：第3～5基節骨　②母趾内転筋 abductor hallucis ▶起始：横頭は第2～5趾の中足趾節（MP）関節の関節包，斜頭は外側楔状骨，第3, 4中足骨 ▶停止：母趾の基節骨底外側
支配神経 ①②外側足底神経
髄節レベル ①②S1, S2

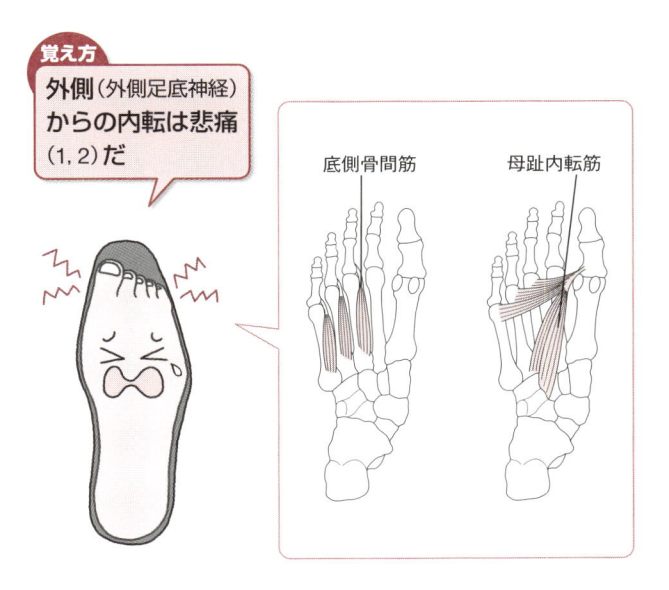

覚え方
外側（外側足底神経）**からの内転は悲痛**（1, 2）**だ**

底側骨間筋　　母趾内転筋

MEMO
- 底側骨間筋は第3～5趾を内転させる
- 母趾内転筋は母趾の内転と屈曲に作用し，外反母趾を防ぐはたらきもしている．また，二股に別れ，縦アーチと横アーチを作るのにも貢献している

体幹, その他

- 頸部
- 胸腰部
- 骨盤
- その他

頸の前方屈曲

主な筋肉 ①**前斜角筋** scalenus anterior ▶起始：C3〜C6の横突起の前結節 ▶停止：第1肋骨の斜角筋結節 ②**中斜角筋** scalenus medius ▶起始：C2〜C7の横突起の前結節 ▶停止：第1肋骨の鎖骨下動脈溝の後方突起 ③**後斜角筋** scalenus posterior ▶起始：C4〜C6の横突起の後結節 ▶停止：第2肋骨の外側面

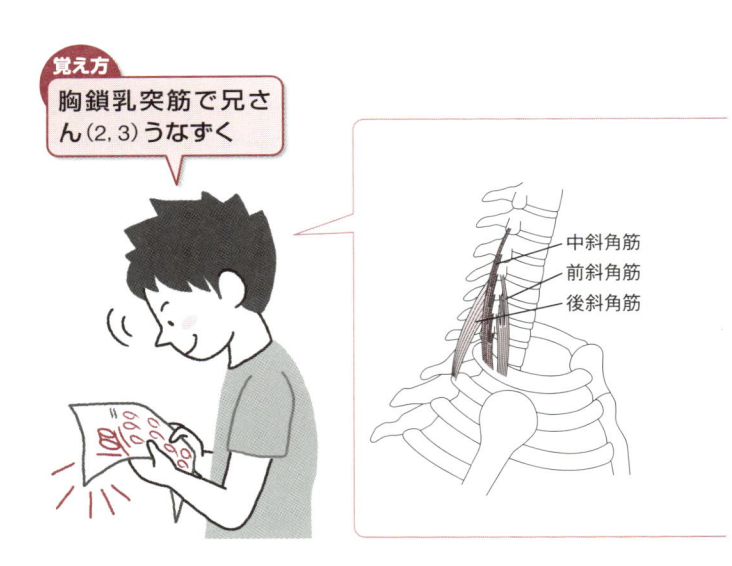

> **覚え方**
> 胸鎖乳突筋で兄さん(2, 3)うなずく

中斜角筋
前斜角筋
後斜角筋

MEMO

- ▶前斜角筋，中斜角筋，後斜角筋は頭・頸部を前屈，片側だけの収縮で同側へ側屈させる
- ▶前斜角筋と中斜角筋の間を腕神経叢，鎖骨下動脈が走行しており，臨床的に重要となる．これらの筋肉の緊張などによって絞扼されると，胸郭出口症候群が生じることがある

④**胸鎖乳突筋** sternocleidomastoid ▶**起始**：胸骨頭は胸骨柄の上縁，鎖骨頭は鎖骨内方の1/3 ▶**停止**：側頭骨の乳様突起，後頭骨の上項線

支配神経 ①〜③頸神経叢　④副神経，頸神経叢

髄節レベル ①C4〜C7　②③C5〜C8　④C2，C3

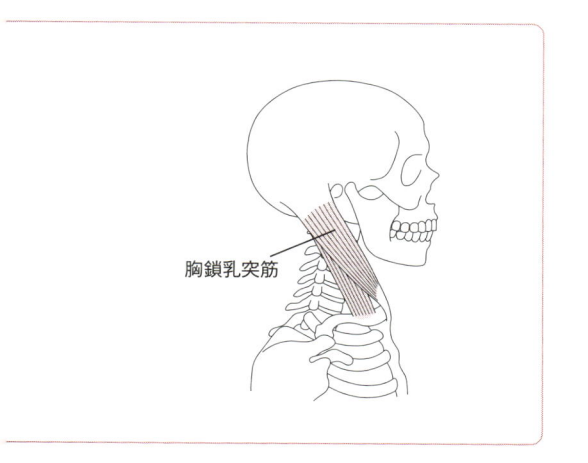

胸鎖乳突筋

MEMO

▶胸鎖乳突筋は，両側が同時に収縮すると頭部の前屈にはたらく．また，乳様突起の後方付着部は弱いながらも頭部の伸展筋としてもはたらいている．片側だけの収縮は，頸部を反対側へ回旋し，同側に側屈させる

▶これら4つの筋は，上位肋骨，胸骨，鎖骨を挙上させ，胸式呼吸の呼気ではたらく

体幹の回旋

主な筋肉 ①**外腹斜筋** external abdominal oblique ▶起始：第5〜12肋骨の外面 ▶停止：腸骨の外唇，鼠径靱帯，腹直筋鞘前葉　②**内腹斜筋** internal abdominal oblique ▶起始：鼠径靱帯，腸骨稜，胸腰筋膜 ▶停止：第10〜12肋骨，腹直筋鞘

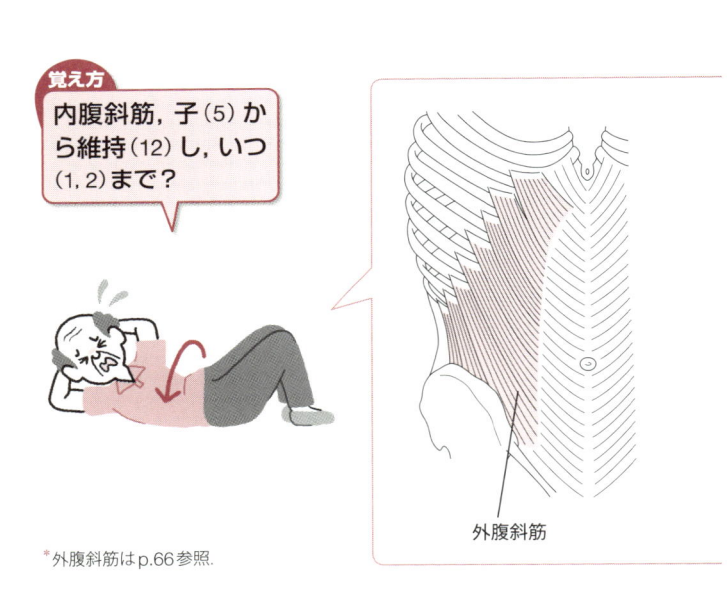

覚え方

内腹斜筋，子(5)から維持(12)し，いつ(1, 2)まで？

*外腹斜筋はp.66参照．

外腹斜筋

支配神経 ①肋間神経　②ⓐ肋間神経　ⓑ腸骨下腹神経　ⓒ腸骨鼠径神経

髄節レベル ①T5〜T12　②ⓐT5〜T12　ⓑT12, L1　ⓒL1, L2

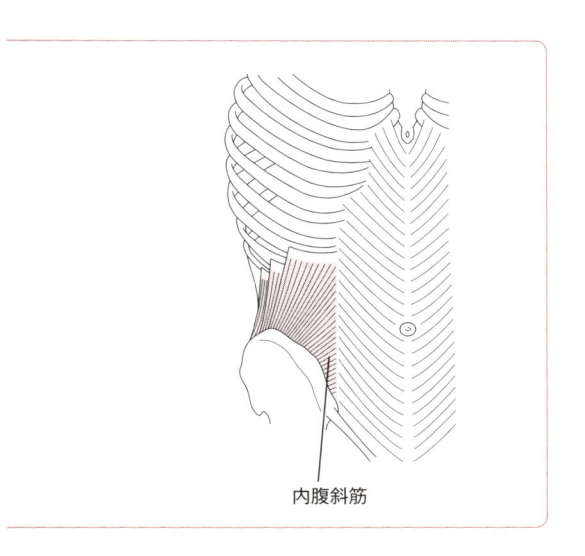

内腹斜筋

MEMO

- 外腹斜筋は両側が同時に収縮すると体幹が屈曲する．片側の収縮では同側への体幹の屈曲と反対側への回旋に作用する
- 内腹斜筋は両側が同時に収縮すると体幹が屈曲し，片側の収縮では同側への体幹の側屈と同側への回旋にはたらく
- 内腹斜筋は，外腹斜筋の下側にあり，側腹部で外腹斜筋と直角に交差している
- これら2つの筋は腹腔内圧を高めるはたらきもある

体幹の後方伸展

主な筋肉 脊柱起立筋 erector spinae ①**胸腸肋筋** iliocostalis thoracis ▶起始：第7〜12肋骨の肋骨角の内側▶停止：C7の横突起，第1〜7肋骨の肋骨角 ②**腰腸肋筋** iliocostalis lumborum ▶起始：腸骨稜，仙骨，下位腰椎の棘突起，胸腰筋膜▶停止：第5〜12肋骨の肋骨角の下縁 ③**胸最長筋** longissimus thoracis ▶起始：腰腸肋筋とともに起こり，仙骨とL1〜L5の横突起▶停

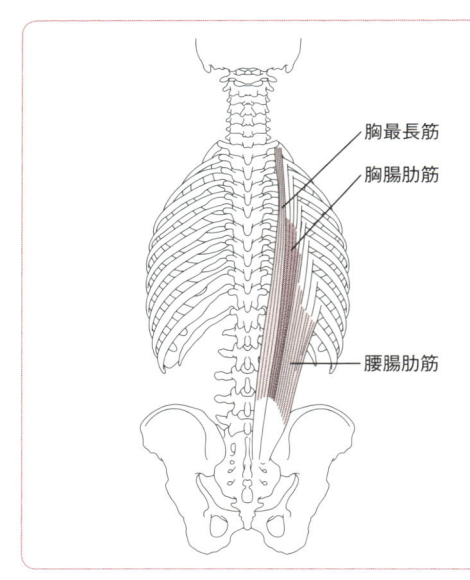

- 胸最長筋
- 胸腸肋筋
- 腰腸肋筋

MEMO

▶ 脊柱起立筋は，大きく腸肋筋，最長筋，棘筋の3筋に分類される
▶ 脊柱起立筋は脊椎を安定させ，脊椎，脊髄を守る役割も果たしているが，この意味で最長筋は重要である
▶ 腸肋筋は主に腰部で発達し腰の回旋にも，また上位にある最長筋や棘筋は頭頸部の運動もあずかっている
▶ 腸肋筋は，最外層の筋である
▶ 胸腸肋筋は胸椎を伸展，側屈させる

止：内側尖はL1〜L3の副突起と全胸椎の横突起，外側尖は腰椎横突起と第1〜12肋骨　④**胸棘筋 spinalis thoracis** ▶**起始**：T11，T12，L1，L2の棘突起　▶**停止**：T2〜T9の棘突起　⑤**腰方形筋** p.67参照

支配神経 ①〜④脊髄神経の後枝

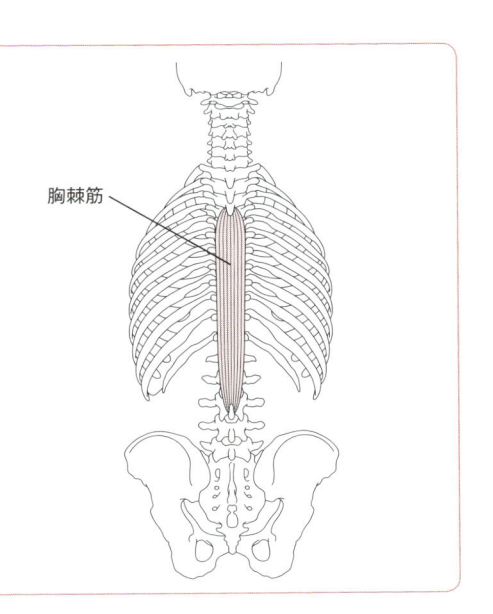

胸棘筋

MEMO

▶腰腸肋筋は腰椎を伸展，側屈させる
▶胸最長筋は仙骨から胸腰部の伸展，側屈，回旋の一連の動きに作用する．仙骨部から胸腰部への脊椎を安定させる筋の一つでもある
▶胸棘筋は脊椎を伸展，回旋させる．棘筋は，脊柱起立筋の最内層にある

体幹の前方屈曲

- **主な筋肉** 腹直筋 rectus abdominis ▶**起始**：剣状突起，第5〜7肋軟骨，肋剣靱帯 ▶**停止**：恥骨稜，恥骨結合
- **支配神経** 肋間神経
- **髄節レベル** T5〜T12

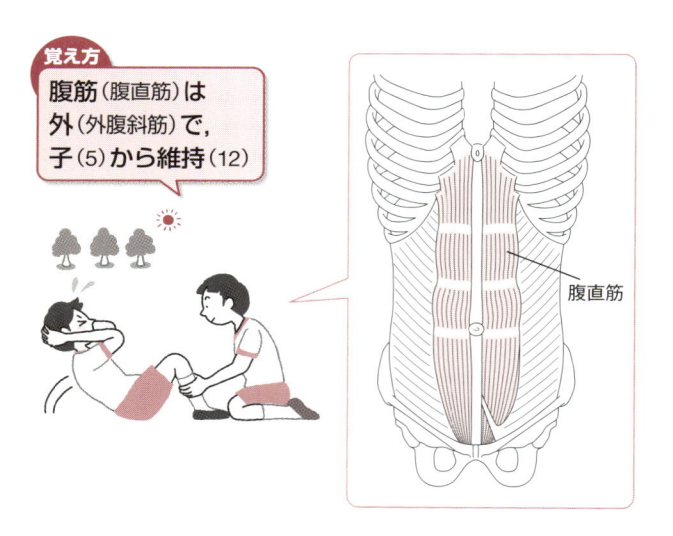

覚え方
腹筋(腹直筋)は外(外腹斜筋)で，子(5)から維持(12)

腹直筋

MEMO
- ▶腹直筋は白線(左右腹直筋鞘の正中融合線)の両側に縦走している
- ▶両側が同時の収縮は胸郭全壁を引き下げ，骨盤の前部を引き上げることで，体幹を屈曲させる
- ▶片側のみが収縮すると同側への側屈に補助的にはたらく
- ▶腹腔内圧を高めるはたらきもある
- ▶腹直筋の髄節支配が正常かどうかを調べる方法にビーバー(Beevor)徴候がある．仰臥位で，両手を頭の後ろで組んでもらい，上体を少し起こすように指示し，その際に臍の動きを観察する．正常では臍の動きはないが，上下か左右に動く場合はビーバー徴候陽性で，T10付近の障害により腹直筋の一部の麻痺が疑われる

骨盤の引き上げ

主な筋肉 腰方形筋 quadratus lumborum ▶**起始**：前部筋束はL2〜L5の肋骨突起，後部筋束は腸骨稜，腸腰靱帯 ▶**停止**：前部筋束は第12肋骨下縁，後部筋束はL1〜L4の横突起と第12肋骨
支配神経 腰神経叢
髄節レベル T12, L1〜L3

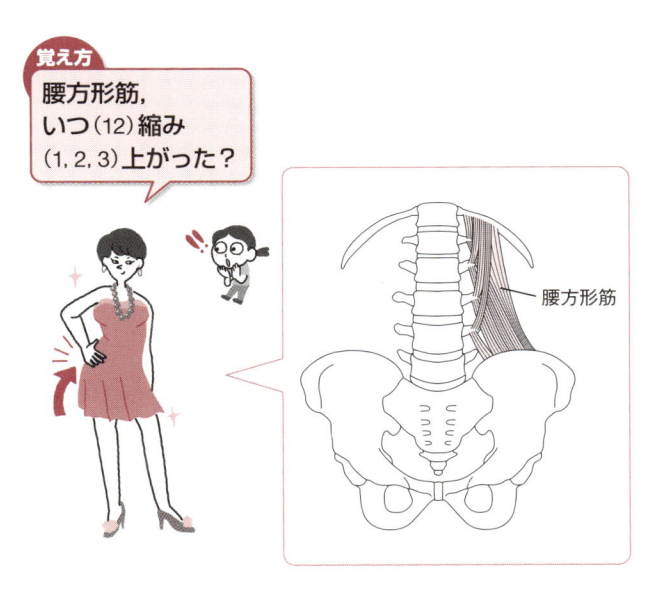

覚え方
腰方形筋，
いつ（12）縮み
（1, 2, 3）上がった？

腰方形筋

MEMO
- 腰椎の側屈と第12肋骨の下制，腰椎伸展を補助するはたらきがある
- 胸郭が固定されると，骨盤を挙上するはたらきがある
- 歩行時に下肢の振り出しが困難なケースでは，骨盤を挙上して下肢の振り出しを代償するために重要となる

体幹，その他／骨盤

腹式呼吸

主な筋肉 横隔膜 diaphragm ▶起始：胸骨部は剣状突起の後面，肋骨部は第7〜12肋骨，肋軟骨の内面，腰椎部の右脚はL1〜L4の内側脚，前縦靱帯 ▶停止：腱中心に集合
支配神経 横隔神経
髄節レベル C3〜C5

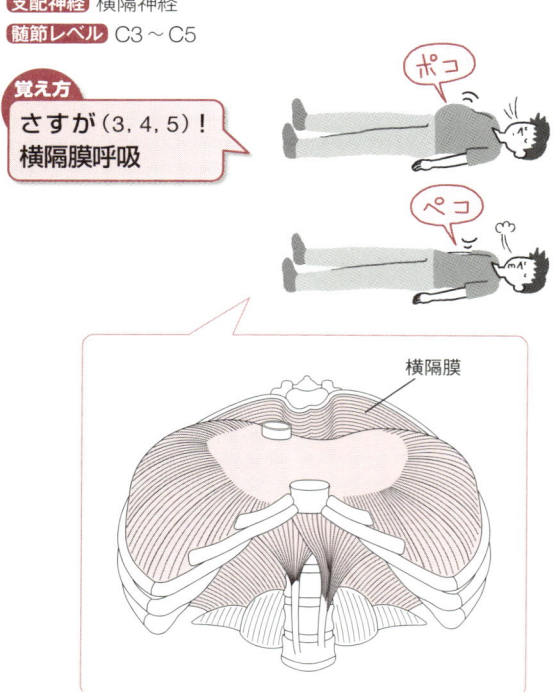

覚え方
さすが（3, 4, 5）！
横隔膜呼吸

ポコ
ペコ

横隔膜

MEMO
- ▶横隔膜はドーム状の吸気筋で，収縮すると下制し，胸腔が拡大する
- ▶上部肋骨は前後方向に，下位肋骨は横方向にそれぞれ拡張する
- ▶弛緩すると，その弾性力で間接的に呼気が行われる

付録

- 上肢筋の支配神経のまとめ
- 下肢筋の支配神経のまとめ
- 復習問題

上肢筋の支配神経のまとめ

肩甲背神経	大菱形筋,小菱形筋,肩甲挙筋
長胸神経	前鋸筋
鎖骨下筋神経	鎖骨下筋
内側・外側胸筋神経	大胸筋,小胸筋
肩甲上神経	棘上筋,棘下筋
肩甲下神経	肩甲下筋,大円筋
胸背神経	広背筋
腋窩神経	三角筋,小円筋
筋皮神経	烏口腕筋,上腕二頭筋,上腕筋
橈骨神経	上腕三頭筋,腕橈骨筋,長橈側手根伸筋,短橈側手根伸筋,尺側手根伸筋,(総)指伸筋,小指伸筋,回外筋,長母指外転筋,長母指伸筋,短母指伸筋,示指伸筋
正中神経	円回内筋,橈側手根屈筋,長掌筋,浅指屈筋,深指屈筋(第2,3指),長母指屈筋,方形回内筋,短母指外転筋,母指対立筋,短母指屈筋(浅頭),虫様筋(第1,2)
尺骨神経	尺側手根屈筋,母指内転筋,深指屈筋(第4,5指),小指外転筋,短小指屈筋,小指対立筋,虫様筋(第3,4),掌側・背側骨間筋,短母指屈筋(深頭)

MEMO

- ▶深指屈筋, 短母指屈筋, 虫様筋は, 正中神経と尺骨神経の二重神経支配の筋である
- ▶上肢は, 腋窩神経が肩の運動に, 筋皮神経が肘の屈曲運動に, 橈骨神経が腕全体を伸ばす運動に, それぞれ関係している
- ▶手と指では, 橈骨神経は伸ばす運動に, 正中神経はつまむ運動に, 尺骨神経は握る運動に, それぞれ関係している筋が多い

下肢筋の支配神経のまとめ

閉鎖神経	長内転筋，短内転筋，大内転筋（坐骨神経の脛骨神経部の支配も受ける），薄筋，外閉鎖筋，恥骨筋（大腿神経の支配も受ける）
大腿神経	大腰筋，腸骨筋，縫工筋，大腿四頭筋（大腿直筋，外側広筋，中間広筋，内側広筋），恥骨筋（閉鎖神経の支配も受ける）
上殿神経	中殿筋，小殿筋，大腿筋膜張筋
下殿神経	大殿筋
総腓骨神経	大腿二頭筋短頭
浅腓骨神経	長腓骨筋，短腓骨筋
深腓骨神経	前脛骨筋，長趾伸筋，長母趾伸筋，短趾伸筋，短母趾伸筋
脛骨神経	大内転筋（閉鎖神経の支配も受ける），半膜様筋，半腱様筋，大腿二頭筋長頭，腓腹筋，膝窩筋，後脛骨筋，ヒラメ筋，長趾屈筋，長母趾屈筋
内側足底神経	短母趾屈筋，母趾外転筋，短趾屈筋，虫様筋（内側の1筋）
外側足底神経	小趾外転筋，足底方形筋，虫様筋（外側の3筋），母趾内転筋，短小趾屈筋，背側・底側骨間筋

MEMO

- 恥骨筋は，閉鎖神経と大腿神経の二重神経支配の筋である
- 大内転筋は，閉鎖神経と坐骨神経の脛骨神経部の二重神経支配の筋である
- 足の虫様筋の内側（第1虫様筋）は内側足底神経，外側（第2～4虫様筋）は外側足底神経支配である
- 下肢の筋は，膝より上は主に腰神経叢由来の神経が支配し，それ以外は仙骨神経叢由来の神経が支配する
- 股関節の屈曲は主に腰神経叢および大腿神経が，伸展は仙骨神経叢由来の下殿神経と坐骨神経の脛骨神経部が，内転は主に閉鎖神経が，外転と内旋は仲間でどちらも上殿神経が，外旋は深層外旋6筋の外閉鎖筋（閉鎖神経）を除き，すべてが仙骨神経叢支配である
- 坐骨神経は仙骨神経叢由来の人体最大最長の神経で，膝窩のあたりで総腓骨神経と脛骨神経に分かれる
- 総腓骨神経は下腿前面から足背の筋を支配する深腓骨神経と長・短腓骨筋を支配する浅腓骨神経に分かれる
- 脛骨神経は下腿後面の筋を支配し，内側・外側足底神経に分かれ，主に足底の内側と外側の筋に分布する

復習問題

次の各文章の正誤を○か×で答えよ.

*解答はp.80参照.

1. 長胸神経麻痺では,翼状肩甲骨を起こす.
2. 前鋸筋は,肩甲骨の内側縁から肋骨の後面に付着している.
3. 肩甲挙筋は,肩甲上神経支配である.
4. 僧帽筋は,C2~C4の髄節支配を受ける.
5. 菱形筋は,肩甲背神経支配である.
6. 大胸筋の支配神経は,胸筋神経(C5~C8,T1)である.
7. 三角筋は,筋皮神経支配である.
8. 三角筋は,C5,C6の髄節支配を受ける.
9. 広背筋は,胸背神経支配である.
10. 棘上筋は,腋窩神経支配である.
11. 棘下筋は,肩甲下神経支配である.
12. 大円筋は,上腕骨の大結節稜に停止する.
13. 大円筋は,肩関節の内旋に作用する.
14. 大円筋は,回旋筋腱板の一つである.
15. 小円筋は,上腕骨の小結節に停止する.
16. 小円筋は,筋皮神経支配である.
17. 肩甲下筋は,肩関節の外旋にはたらく.

18. 肩甲下筋は，肩甲下神経（C5，C6）支配である．
19. 烏口腕筋の起始は，烏口突起である．
20. 上腕二頭筋は，筋皮神経（C5，C6）支配である．
21. 上腕二頭筋は，肩関節および肘関節の屈筋であり，同時に前腕の回内筋でもある．
22. 上腕筋は，回内位での収縮力が大きい．
23. 腕橈骨筋は，肘の屈曲筋としてはたらき，上腕骨内側上顆に起始がある．
24. 腕橈骨筋は，筋皮神経支配である．
25. 上腕三頭筋は，C7，C8 の髄節支配を受ける．
26. 円回内筋は，正中神経支配である．
27. 方形回内筋は，尺骨神経支配である．
28. 回外筋は，橈骨神経支配である．
29. 橈側手根屈筋は，尺骨神経（C8，T1）の支配である．
30. 尺側手根屈筋は，正中神経（C6，C7）の支配である．
31. 長・短橈側手根伸筋は，上腕骨外側上顆に起始がある．
32. 尺側手根伸筋は，橈骨神経支配である．
33. （総）指伸筋，示指伸筋，小指伸筋は，C6〜C8 の髄節支配を受ける．
34. 短母指伸筋は，正中神経支配である．
35. 長母指伸筋は，長母指外転筋とともにド・ケルバン（de Quervain）腱鞘炎の原因となる筋である．
36. 長母指外転筋は，橈骨神経支配である．

37. 短母指外転筋は，橈骨神経支配である．
38. フロマン（Froment）徴候では，尺骨神経麻痺による母指内転筋の代わりに長母指屈筋がはたらく．
39. 手の浅指屈筋は，尺骨神経支配である．
40. 手の第4，5指の深指屈筋は，尺骨神経支配である．
41. 小指外転筋は，橈骨神経支配である．
42. 小指対立筋は，正中神経支配である．
43. 手の指の外転では，掌側骨間筋がはたらく．
44. 虫様筋は，中手指節（MP）関節の屈曲，近位指節間（PIP）関節と遠位指節間（DIP）関節の伸展に作用する．
45. 手の背側骨間筋と掌側骨間筋は，正中神経支配である．
46. 手の第1，2虫様筋は正中神経（C8，T1），第3，4虫様筋は尺骨神経（C8，T1）の支配を受ける．
47. 腸腰筋は股関節の屈曲の主動作筋である．
48. 腸腰筋の停止部は，大転子である．
49. トーマステスト（Thomas test）は，一方の股関節を他動的に屈曲させると，股関節に屈曲拘縮がある側の下肢が浮いてくるかどうかを確認する．
50. 縫工筋は膝関節の屈曲にもはたらく，脛骨神経（L4，L5，S1，S2）支配の筋である．
51. 薄筋は内転筋群では唯一の2関節筋で，膝を伸展させるはたらきもある．
52. 恥骨筋は，閉鎖神経と大腿神経に支配される．
53. 大内転筋は，坐骨神経の脛骨神経部と閉鎖神経に

支配される.
54. 長内転筋は,股関節の屈曲にもはたらく大腿神経支配の筋である.
55. 内閉鎖筋は,閉鎖神経支配である.
56. 外閉鎖筋は,閉鎖神経支配である.
57. 外閉鎖筋は,深層外旋6筋に含まれない.
58. 深層外旋6筋は,骨盤の内後面に起始し,大腿骨大転子内側付近に停止する.
59. 深層外旋6筋で上位にある梨状筋は股関節の内転のはたらきもある.
60. 深層外旋6筋で下位にある大腿方形筋は股関節の外転のはたらきもある.
61. 大殿筋は,股関節の外旋にもはたらく.
62. 大殿筋は,上殿神経支配である.
63. 中殿筋は,下殿神経支配である.
64. 中殿筋は,L1〜L3の髄節支配を受ける.
65. 中殿筋が麻痺した際,立脚時に体幹を患側に傾けるのをトレンデレンブルグ(Trendelenburg)歩行という.
66. 小殿筋は,股関節の内旋にはたらく.
67. 小殿筋は,下殿神経支配である.
68. 大腿二頭筋短頭以外のハムストリングス(hamstrings)は,坐骨神経の脛骨神経成分に支配される.
69. 大腿二頭筋長頭は,股関節の伸展と膝関節の屈曲の両方にはたらく.
70. 大腿二頭筋は,下腿の内旋にもはたらく.

71. 半腱様筋と半膜様筋は,腓骨頭に停止する.
72. 半腱様筋と半膜様筋は,下腿の外旋にもはたらく.
73. 半膜様筋は,縫工筋と薄筋とともに停止部は鵞足を形成する.
74. 大腿四頭筋は,L2~L4の髄節支配を受ける.
75. 大腿直筋の下層にある中間広筋に短縮があると,腹臥位で膝を屈曲すると股関節が屈曲する尻上がり現象がみられる.
76. 内側広筋の筋力と膝関節の伸展不全とは強い関連があり,SLR (straight leg raising) 運動では内側広筋の貢献が大きい.
77. 大腿筋膜張筋は,大腿神経支配である.
78. 深腓骨神経麻痺では,下垂足となる.
79. 浅腓骨神経麻痺では,内反が不能となる.
80. 前脛骨筋は,足関節の背屈と回内にはたらく.
81. 後脛骨筋は,足関節の背屈にはたらく.
82. 下腿三頭筋は,脛骨神経支配である.
83. 長趾屈筋と長母趾屈筋は,脛骨神経(L5,S1,S2)支配で,足関節の底屈にもはたらく.
84. 長趾伸筋と長母趾伸筋は,浅腓骨神経支配である.
85. 長・短腓骨筋は,深腓骨神経支配である.
86. 長・短腓骨筋は,L5,S1の髄節支配を受ける.
87. ジョーンズ (Jonens) 骨折とは,急激な足の内反によって長腓骨筋の付着部が引っ張られて起こる骨折である.
88. 母趾内転筋は,内側足底神経(L5,S1)支配である.

89. 母趾外転筋は，外側足底神経（S1，S2）支配である．

90. 短母趾屈筋は，内側足底神経（L5，S1）支配である．

91. 足の背側骨間筋と底側骨間筋は，内側足底神経支配である．

92. 足の第1虫様筋は内側足底神経，第2～4虫様筋は外側足底神経にそれぞれ支配される．

93. 胸鎖乳突筋の片側のみの収縮は，頸部を収縮側へ回旋させる．

94. 外腹斜筋が片側のみ収縮すると，体幹を反対側に屈曲・回旋させる．

95. 仰臥位で右肩を左腰の方向に回旋させる運動では，右内腹斜筋と左外腹斜筋がはたらく．

96. 脊柱起立筋は，腸肋筋，最長筋，棘筋の3筋からなる．

97. 仰臥位で腹筋運動のポーズをとってもらい，臍の位置が動かない場合には，ビーバー（Beevor）徴候陽性で腹直筋の一部の麻痺が疑われる．

98. 歩行において股関節の屈曲ができないケースでは，T12，L1～L3の髄節支配である腰方形筋によって骨盤挙上により下肢の振り出しの代償が可能である．

99. 横隔膜は胸骨部，肋骨部，胸椎部，3つの部分から形成されている．

100. 横隔膜は，横隔神経（C3～C5）支配である．

復習問題の解答

1. ○
2. ✗→正しくは:肋骨の外側面中央部
3. ✗→正しくは:肩甲背神経
4. ○
5. ○
6. ○
7. ✗→正しくは:腋窩神経
8. ○
9. ○
10. ✗→正しくは:肩甲上神経
11. ✗→正しくは:肩甲上神経
12. ✗→正しくは:小結節稜
13. ○
14. ✗→正しくは:大円筋は含まれない
15. ✗→正しくは:大結節稜
16. ✗→正しくは:腋窩神経
17. ✗→正しくは:内旋
18. ○
19. ○
20. ○
21. ✗→正しくは:前腕の回外筋
22. ✗→正しくは:回内外での差の違いはなく,通常は肘の屈曲ではたらく
23. ✗→正しくは:外側上顆に起始がある

24. ✗→正しくは：橈骨神経支配
25. ○
26. ○
27. ✗→正しくは：正中神経（前骨間神経）
28. ○
29. ✗→正しくは：正中神経（C6, C7）
30. ✗→正しくは：尺骨神経（C8, T1）
31. ○
32. ○
33. ○
34. ✗→正しくは：橈骨神経
35. ✗→正しくは：長母指伸筋ではなく短母指伸筋
36. ○
37. ✗→正しくは：正中神経
38. ○
39. ✗→正しくは：正中神経
40. ○
41. ✗→正しくは：尺骨神経
42. ✗→正しくは：尺骨神経
43. ✗→正しくは：背側骨間筋
44. ○
45. ✗→正しくは：尺骨神経
46. ○
47. ○
48. ✗→正しくは：小転子
49. ○

50. ✗→正しくは：大腿神経（L2, L3）支配
51. ✗→正しくは：下腿を内旋し屈曲させる
52. ○
53. ○
54. ✗→正しくは：閉鎖神経
55. ✗→正しくは：仙骨神経叢
56. ○
57. ✗→正しくは：含まれる
58. ○
59. ✗→正しくは：外転
60. ✗→正しくは：内転
61. ○
62. ✗→正しくは：下殿神経
63. ✗→正しくは：上殿神経
64. ✗→正しくは：L4, L5, S1
65. ✗→正しくは：デュシャンヌ歩行（Duchenne gait）
66. ○
67. ✗→正しくは：上殿神経
68. ○
69. ○
70. ✗→正しくは：外旋
71. ✗→正しくは：脛骨粗面の内側と内側顆に停止する
72. ✗→正しくは：内旋
73. ✗→正しくは：半腱様筋
74. ○

75. ✗→正しくは:(2関節筋である)大腿直筋の短縮
76. ✗→正しくは:大腿直筋
77. ✗→正しくは:上殿神経
78. ○
79. ✗→正しくは:外反が不能となる
80. ✗→正しくは:内がえし(回外)
81. ✗→正しくは:底屈
82. ○
83. ○
84. ✗→正しくは:深腓骨神経
85. ✗→正しくは:浅腓骨神経
86. ○
87. ✗→正しくは:短腓骨筋
88. ✗→正しくは:外側足底神経(S1, S2)
89. ✗→正しくは:内側足底神経(L5, S1)
90. ○
91. ✗→正しくは:外側足底神経
92. ○
93. ✗→正しくは:反対側
94. ○
95. ✗→正しくは:右外腹斜筋と左内腹斜筋
96. ○
97. ✗→正しくは:臍に動きがある場合が陽性
98. ○
99. ✗→腰椎部
100. ○

索引

あ

- アキレス腱············47
- 足················49, 50
- 烏口腕筋·············7
- 腋窩神経······7, 9, 10, 12
- 遠位指節間関節········22
- 遠位趾節間関節········52
- 円回内筋·············18
- 横隔神経·············68
- 横隔膜···············68

か

- 回外筋···············17
- 回旋筋腱板······9, 12, 13
- 外側広筋·············44
- 外側足底神経·········56
- 外腹斜筋·············62
- 外閉鎖筋·············38
- 解剖学的嗅ぎ煙草入れ······27
- 下垂足···············48
- 下双子筋·············39
- 鵞足·················42
- 下腿三頭筋···········46
- 肩こり···············3, 5
- 下殿神経·············34
- 吸気··············11, 61
- 吸気筋················2
- 胸郭出口症候群········60
- 胸棘筋···············65
- 胸筋神経·············11
- 胸最長筋·············64
- 胸鎖乳突筋···········60
- 胸腸肋筋·············64
- 胸背神経··············8
- 棘下筋···············12
- 棘上筋················9
- 近位指節間関節········22
- 近位趾節間関節········52
- 筋皮神経···········7, 15
- 頚··················60
- 脛骨神経·······43, 47, 53
- 頚神経叢·········3-5, 61
- 鶏足歩行·············48
- 肩関節············7-13
- 肩甲下筋·············13
- 肩甲下神経········8, 13
- 肩甲挙筋··············3
- 肩甲骨··············2-6
- 肩甲上神経·········9, 12
- 肩甲背神経··········3, 6
- 後脛骨筋·············50
- 後斜角筋·············60
- 広背筋············8, 13

股関節	32-36, 38, 40, 41
呼気	68
五十肩	8
骨間筋	25
骨盤	67
ゴルフ肘	19

さ

坐骨神経	37
三角筋	7-10
示指伸筋	23
指伸筋	23
膝関節	42, 44
尺側手根屈筋	19
尺側手根伸筋	20
尺骨神経	19, 21, 22, 24-26, 29, 30
手関節	19, 20
小円筋	12
小指	30
小指外転筋	24
小趾外転筋	56
小指伸筋	23
小指対立筋	30
上双子筋	39
掌側骨間筋	21, 25
踵足歩行	47
小殿筋	40
上殿神経	35, 40, 41
小腰筋	32
小菱形筋	6
上腕筋	14
上腕三頭筋	16
上腕二頭筋	14, 17
ジョーンズ骨折	49
尻上がり現象	44
深指屈筋	22
深層外旋6筋	38
深腓骨神経	48, 55
正中神経	18, 19, 21, 22, 26, 28, 30
脊髄神経	65
脊柱起立筋	64
前鋸筋	2
前脛骨筋	48
前骨間神経	18
仙骨神経叢	39
浅指屈筋	22
前斜角筋	60
浅腓骨神経	49
前腕	17, 18
総腓骨神経	43
僧帽筋	3-5
足関節	46, 48
足趾	56, 57

た

大円筋	8, 13
体幹	62, 64, 66
大胸筋	11, 13
大腿筋膜張筋	40, 41
大腿神経	32, 33, 37, 45

大腿直筋	44	長橈側手根伸筋	20
大腿二頭筋	42	長内転筋	36
大腿方形筋	38	長腓骨筋	49
大腿四頭筋	44	長母指外転筋	28
大殿筋	34	長母指屈筋	26
大内転筋	36	長母趾屈筋	52
大腰筋	32	長母指伸筋	27
大菱形筋	6	長母趾伸筋	54
短趾屈筋	52	腸腰筋	32
短趾伸筋	54	底側骨間筋	57
短橈側手根伸筋	20	テニス肘	20
短内転筋	36	テノデーシス効果	20
短腓骨筋	49	デュシャンヌ歩行	35
短母指外転筋	28	橈骨神経 15-17, 20, 23, 27, 28	
短母指屈筋	26	橈側手根屈筋	19
短母趾屈筋	51	トーマステスト	32
短母指伸筋	27	ド・ケルバン腱鞘炎	27
恥骨筋	36	トレンデレンブルグ徴候	35
中間広筋	44		
肘関節	14, 16	**な**	
中斜角筋	60		
中手指節関節	21, 23	内側広筋	45
中足趾節関節	51, 54	内側足底神経	53, 56
中殿筋	35, 40	内腹斜筋	62
虫様筋	21, 51	内閉鎖筋	38
長胸神経	2		
腸骨下腹神経	63	**は**	
腸骨筋	32		
腸骨鼠径神経	63	背側骨間筋	21, 24, 56
長趾屈筋	52	薄筋	36
長趾伸筋	54	ハムストリングス	34, 42
		半腱様筋	42

半膜様筋	42
ビーバー徴候	66
腓腹筋	46
ヒラメ筋	46
腹式呼吸	68
副神経	3-5, 61
腹直筋	66
腹腔内圧	63
フロマン徴候	29
閉鎖神経	37, 39
方形回内筋	18
縫工筋	33
ボクサー筋	2
母指	28-30
母趾外転筋	56
母趾趾節間関節	54
母指対立筋	30
母指内転筋	29
母趾内転筋	57
母指のIP関節	26, 27
母指のMP関節	26, 27
母指の指節間関節	26, 27
母指の中手指節関節	26, 27

や

指	24, 25
腰神経叢	32
腰腸肋筋	64
腰方形筋	65, 67
翼状肩甲骨	2

ら・わ

ランナー筋	43
梨状筋	38
梨状筋症候群	39
リストカール	19
ローテーターカフ	9, 12, 13
肋間神経	63
腕撓骨筋	14

欧文

DIP関節	22, 52
IP関節	54
MP関節	21, 23, 51, 54
PIP関節	22, 52
SLR	43, 44

ゴロから覚える筋肉&神経

2013年4月1日　初版第1刷発行 ©〔検印省略〕

著者 .... 高橋仁美(たかはしひとみ)

発行者 .... 平田　直

発行所 .... 株式会社 中山書店
　　　　　　　　　　〒113-8666　東京都文京区白山1-25-14
　　　　　　　　　　TEL 03-3813-1100（代表）　振替 00130-5-196565
　　　　　　　　　　http://www.nakayamashoten.co.jp/

装丁 .... 公和図書デザイン室

解剖図イラスト ...... 株式会社日本グラフィックス

イラスト .... 松永えりか（フェニックス）

DTP .... 株式会社明昌堂

印刷・製本 .... 株式会社シナノ

ISBN978-4-521-73700-3
Published by Nakayama Shoten Co., Ltd. Printed in Japan
落丁・乱丁の場合はお取り替えいたします

・本書の複製権・上映権・譲渡権・公衆送信権（送信可能化権を含む）は株式
　会社中山書店が保有します．

・ **JCOPY** ＜(社)出版者著作権管理機構委託出版物＞

本書の無断複写は著作権法上での例外を除き禁じられています．複写される
場合は，そのつど事前に，(社)出版者著作権管理機構（電話 03-3513-6969,
FAX 03-3513-6979, e-mail : info@jcopy.or.jp）の許諾を得てください．

本書をスキャン・デジタルデータ化するなどの複製を無許諾で行う行為は，
著作権法上での限られた例外（「私的使用のための複製」など）を除き著作権
法違反となります．なお，大学・病院・企業などにおいて，内部的に業務上
使用する目的で上記の行為を行うことは，私的使用には該当せず違法です．
また私的使用のためであっても，代行業者等の第三者に依頼して使用する本
人以外の者が上記の行為を行うことは違法です．

臨床理学療法の手引き，【カード＋ミニブック】として活用できる！

PT お助けポケットガイド 48

著 高橋仁美（市立秋田総合病院リハビリテーション科）

縦 175 ミリ×横 70 ミリ／48 頁／ISBN978-4-521-73538-2
定価（本体 2,200 円＋税）

白衣のポケットにすっぽり収まるサイズ！

水に濡れても大丈夫な特殊な紙を使用！濡れた手で触っても平気！

活用のヒント①
そのまま携帯してポケットブックとして使用しよう！
目的別索引を利用すれば，読みたいページがすぐにわかる

書き込みが可能！自分好みにカスタマイズしよう！

活用のヒント②
ミシン目から切り離して，カードとして使用しよう！
「忘れるとまずい」「自信がもてない」
という項目をフォローアップ
携帯すればさっと取り出して確認できる

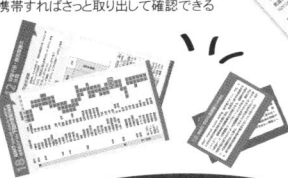

臨床はもちろん，学生の「臨床実習」でもお役立ち！

活用のヒント③
カードを切り離して，残った部分は48 のエキスが詰まったミニブックに変身！

臨床理学療法で重要な48 項目を掲載

中山書店 〒113-8666 東京都文京区白山1-25-14 TEL 03-3813-1100 FAX 03-3816-1015
http://www.nakayamashoten.co.jp/